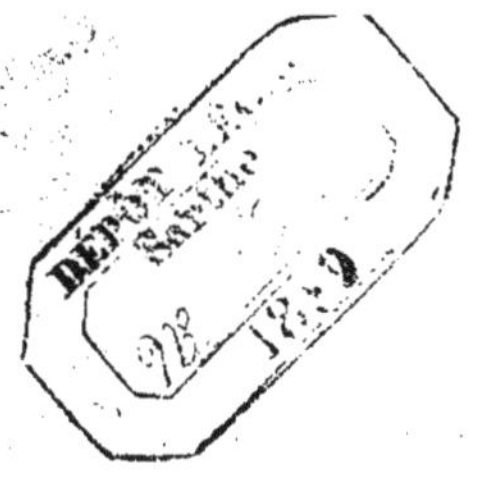

ÉTUDE

SUR LES

RAPPORTS DU REIN

ET

SON EXPLORATION CHIRURGICALE

PAR LE DOCTEUR J. RÉCAMIER

ANCIEN INTERNE DES HOPITAUX — AIDE D'ANATOMIE A LA FACULTÉ
MEMBRE DE LA SOCIÉTÉ ANATOMIQUE

PARIS

G. STEINHEIL, ÉDITEUR

2, rue Casimir-Delavigne, 2

1889

ÉTUDE

SUR LES

RAPPORTS DU REIN

ET

SON EXPLORATION CHIRURGICALE

Par le Docteur J. RÉCAMIER

ANCIEN INTERNE DES HOPITAUX — AIDE D'ANATOMIE A LA FACULTÉ
MEMBRE DE LA SOCIÉTÉ ANATOMIQUE

PARIS

G. STEINHEIL, ÉDITEUR

2, rue Casimir-Delavigne, 2

1889

A LA MÉMOIRE DE MON GRAND'PÈRE

LE DOCTEUR RÉCAMIER

PROFESSEUR AU COLLÈGE DE FRANCE ET A LA FACULTÉ DE MÉDECINE

MÉDECIN DE L'HOTEL-DIEU

AVANT-PROPOS

Depuis dix ans le nombre des affections du rein, justiciables du traitement chirurgical, s'est accru de telle manière qu'il devient de plus en plus nécessaire de faire un diagnostic exact et précoce pour décider de l'opportunité d'une opération.

Nous nous sommes proposé dans ce travail d'étudier les différents moyens qui permettent au clinicien de faire ce diagnostic, et, en les décrivant, d'apprécier leur valeur ; nous avons limité notre étude au rein lui-même, laissant de côté l'uretère dont l'exploration est indiquée, mieux que nous ne saurions le faire, dans la thèse encore récente de notre collègue et ami Hallé.

Les recherches de M. Guyon et de ses élèves, à Necker, ont donné à l'exploration médiate du rein une véritable précision, l'importance diagnostique du ballottement rénal est maintenant connue de tous ; il nous a semblé utile cependant de faire un court exposé des différents procédés que nous avons vu employer à notre maître et d'en rapprocher les manœuvres préconisées par d'autres chirurgiens.

La palpation du rein, quelque méthodique qu'elle soit, laisse pourtant quelquefois dans le doute. Sur les conseils de M. Guyon, nous avons cherché à préciser, tant par des recherches bibliographiques que par des expériences personnelles, dans quel cas on est alors en droit de découvrir l'organe pour l'explorer directement, quelle est la meilleure voie à suivre, et quels bénéfices on peut retirer de l'incision exploratrice.

Nous n'espérons pas avoir réuni tous les faits publiés sur l'exploration du rein ; nous en avons simplement rassemblé assez pour nous faire une opinion que nous croyons d'autant plus volontiers juste, qu'elle est conforme à l'enseignement de MM. Guyon, Le Dentu et Morris.

M. le Professeur Guyon, après nous avoir donné l'idée de ce travail, nous en a fourni les matériaux par son enseignement et ses indications ; M. le Professeur Farabeuf, dont la bienveillance nous laissera un profond souvenir, a dessiné lui-même les figures qui résument nos recherches anatomiques et montrent nettement les rapports chirurgicaux du rein ; si notre ouvrage a quelque valeur, c'est à ces deux maîtres que nous le devons.

Nous ne saurions assez remercier aussi M. le Professeur Morris, chirurgien du Middlessex Hospital, de l'accueil qu'il a bien voulu nous faire ; ses conseils nous ont rendu la tâche facile, nous avons puisé largement dans ses travaux, nous serons heureux si nous pouvons contribuer à répandre ses idées sur l'utilité de l'exploration directe du rein.

M. le D^r Le Dentu, en nous communiquant les épreuves de son nouveau livre ; M. Andrew Clark, chirurgien au Middlessex Hospital, et notre ami le Dr Chaput, chirurgien des Hôpitaux, en nous donnant chacun une observation intéressante, nous ont rendu grand service, nous leur en adressons ici tous nos remerciements. Enfin nous tenons à remercier aussi M. le Dr Broca, prosecteur à la Faculté, dont les indications bibliographiques nous ont été fort utiles.

CHAPITRE PREMIER

Pour apprécier en connaissance de cause, la valeur des différentes méthodes d'exploration du rein, il est absolument nécessaire de se faire tout d'abord une idée exacte des rapports de l'organe ; or, le rein est depuis si peu de temps entré vraiment dans le domaine de la chirurgie, que son anatomie topographique a été un peu laissée de côté jusqu'à présent.

Dans les différents livres classiques, on trouve bien l'indication de ses rapports, mais sans une précision suffisante pour donner à l'opérateur des points de repères fixes, lui permettant de se diriger avec certitude.

Dans son article sur la technique de la néphrectomie, M. Le Dentu (1) a en partie comblé cette lacune, il a reproduit l'opinion des auteurs classiques français, et analysé les travaux allemands parus sur la question, mais, n'ayant pas fait de recherches personnelles, il a traité brièvement la partie anatomique de son travail pour apporter tous ses soins à la description de la technique opératoire.

M. Guyon, nous ayant fait faire pour lui quelques dissections de la région lombaire, à l'occasion de son cours de l'année dernière à la Faculté, nous a engagé à travailler la question et à publier le résultat de nos recherches. Cette étude est bien à sa place ici, les planches de M. Farabeuf lui donnent une valeur que nous ne pouvions espérer, et elle formera une bonne introduction à l'exposé des différents procédés d'exploration du rein..

(1) Le Dentu, Technique de la néphrectomie, *Revue de chirurgie,* 1886.

La voie lombaire nous a semblé, sans contredit, la meilleure pour aborder le rein, nous nous sommes donc occupé surtout de ses rapports de ce côté, et l'ordre de notre description et des figures a été arrangé de manière à montrer les plans successifs que le chirurgien trouvera devant lui en opérant.

Nous ne comptons pas faire ici une description complète de la configuration extérieure du rein, mais simplement indiquer ceux de ses rapports qui ont une importance chirurgicale, et donner les points de repère utiles à connaître : nous allons donc préciser d'abord la situation du rein par rapport aux parties osseuses voisines, puis, prenant l'ordre de superposition, nous étudierons les différents plans que le chirurgien rencontrera devant lui en opérant.

Le rein étant appliqué contre la face postérieure du thorax, qu'il déborde inférieurement, la douzième côte est d'une grande importance comme point de repère, puisqu'elle indique, semble-t-il, la limite supérieure de la région lombaire par laquelle le rein est accessible et la limite inférieure du thorax par où il n'est ni accessible ni possible à sentir ; aussi déjà plusieurs fois a-t-on fait des recherches pour se rendre compte d'une manière précise de la longueur de cette côte et de sa direction.

Pansch (1) en 1876, en étudiant les rapports du rein, avait constaté les variations fréquentes de longueur qu'elle présente suivant les individus, et jugé qu'elle ne pouvait servir de point de repère dans la recherche du rein.

Holl (2), plus tard, revint sur ce sujet et rechercha le rapport de longueur existant entre la douzième et la onzième côte sur soixante cadavres.

Il constata que sur trois sujets, la douzième côte n'existait pas, et sur les autres, il trouva le rapport suivant, entre la douzième et la onzième côte :

(1) HOLL. Die Bedeutung der zwölften Rippe bei der Nephrotomie. *Archiv für klin. Chirurgie*, vol. XXV, page 224.

(2) PANSCH. Uber die Lage der Nieren mit besonderer Beziehung auf ihre Percussion. *Archiv. du Bois-Reymond*, 1876, n⁰ 3, page 327.

Trente-trois fois, la douxième côte équivalait aux trois quarts de la onzième ; quarante-quatre fois à la moitié ; dix-huit fois à son tiers ; quinze fois au quart ; trois fois au un sizième ; et une fois à un huitième.

D'après lui, on aurait donc un sujet sur vingt, dépourvu de douzième côte, et dans le reste des cas, les variations de longueur seraient énormes.

Le Dentu, dans l'article de la Revue que nous avons déjà indiqué, et qui a servi de point de départ à notre travail, appelle l'attention sur ces faits, il montre toute l'importance qu'il y a pour le chirurgien à connaître exactement les rapports du rein avec cette côte dans ses diverses modifications, et l'intérêt qu'il y aurait aussi à connaître les rapports de la plèvre dans ces différents cas.

Il cite successivement l'opinion des auteurs classiques sur le cul-de-sac pleural, et en déduit les rapports probables de la plèvre avec la région qui nous occupe : « Malheureusement, ajoute-t-il, ce qui est vrai si les dernières côtes ont leur longueur normale cesse de l'être lorsqu'elles présentent une anomalie, car dans ce cas les insertions du diaphragme ne sont soumises à aucune loi précise, et le cul-de-sac pleural pourrait bien se trouver au beau milieu des parties molles, au lieu de rester à quelque distance au-dessus de l'extrémité antérieure des deux dernières côtes. »

C'est à ce point de vue que nous avons repris la question, en cherchant à préciser quelles modifications apportaient aux rapports du rein et de la plèvre les variations de longueur de la douzième côte.

Tout d'abord, nous devons dire que sur cinquante sujets examinés à ce point de vue, tant à l'hôpital qu'à l'École pratique, nous n'avons pas vu la douzième côte manquer une seule fois ; par contre nous avons trouvé deux côtes de un centimètre et demi et plu-sieurs de deux à trois centimètres, et, dans ce cas, ce n'était qu'en les saississant entre deux doigts pour reconnaître leur mobilité, et en recherchant ensuite la surface articulaire costo-vertébrale que l'on pouvait les différencier des apophyses costiformes des vertèbres lombaires.

Holl a-t-il pris pour des apophyses transverses les côtes ainsi très courtes, a-t-il rencontré une série comme on en voit parfois dans les recherches? On ne peut le dire ; mais un fait certain est que sur cinquante sujets et même plus, car dans quelques cas nous avons recherché la chose sans la noter, les douzièmes côtes étaient toujours présentes.

A part cela, nous sommes arrivé, au point de vue des dimensions, à des conclusions analogues à celles de l'auteur allemand, et nous avons trouvé pour la douzième côte, toutes les longueurs, depuis quatorze centimètres, maximum, jusqu'à un centimètre et demi. D'un côté du corps à l'autre, les longueurs différaient dans la proportion de deux à trois centimètres parfois, si les côtes étaient longues, de un à deux centimètres si elles étaient courtes.

Nous avons ainsi trouvé :

27	douzièmes côtes	de 14 à 13 centimètres.			
36	—	de 12 à 10	—		
13	—	de 9 à 7	—		
10	—	de 6 à 5	—		
14	—	de 4 à 1 1/2	—		

De pareilles différences de longueur ne vont pas sans entraîner des variations dans la direction, il serait donc impossible de donner une moyenne de la situation et des rapports de la douzième côte, si nous n'étions arrivé à la constatation suivante qui ressort du tableau ci-dessus.

Les côtes de moyenne longueur sont rares, et à part quelques exceptions, on pourrait ranger les côtes que nous avons mesurées, en deux séries : l'une de côtes longues, l'autre de côtes courtes ; or dans ces deux cas, la douzième côte présente une direction et des rapports absolument différents.

Quand la douzième côte est longue elle descend obliquement, parallèlement à la onzième ; c'est là le cas le plus fréquent, on le rencontre à peu près quatre fois sur cinq, c'est le trajet que suivent les côtes de quatorze à sept centimètres.

Quand la côte est courte, elle se redresse au contraire et tend à devenir horizontale ; toute courbure disparaît, la côte prend l'aspect d'une lame large, aplatie, logée dans l'angle de la onzième côte ;

toutes les côtes de six centimètres et au-dessous affectent cette position.

Somme toute, il y a là deux types très nets, et, comme on peut s'en convaincre par l'étude des figures ci jointes, fort différents dans leurs rapports avec le rein et avec la plèvre.

Contrairement à la douzième, la onzième côte est très peu variable, elle garde à peu près la même inclinaison et la même longueur, quelle que soit la longueur de la douzième.

On peut donc considérer le thorax, tel qu'il est dessiné sur les figures I, III et V, comme représentant la majorité des cas, les figures où la douzième côte est horizontale reproduisant une exception assez fréquente, est d'une grande importance, car elle peut entraîner une erreur de points de repère, et la blessure de la plèvre.

Rapports des reins avec la paroi osseuse

D'après Malgaigne (1), les reins sont couchés sur les côtés du rachis, au niveau des deux dernières vertèbres dorsales et des deux premières lombaires.

Les rapports indiqués par les autres auteurs classiques diffèrent peu de ceux-là, et sont donnés avec moins de précision ; Cruveilhier (2) les met en rapport avec les deux ou trois dernières côtes ; Sappey (3) avec la dernière côte et le dernier espace intercostal et Richet (4) avec les deux côtes inférieures.

Pansch (5), après avoir constaté les variations fréquentes de la douzième côte, renonce à la donner comme point de repère dans les rapports du rein, et prend comme point fixe la crête iliaque ; il trouve ainsi quatre à cinq centimètres en moyenne, quelquefois six entre l'extrémité inférieure du rein et la crête iliaque.

Enfin Henle (6), dont les descriptions sont toujours si exactes,

---

(1) Malgaigne. *Anatomie chirurgicale.*
(2) Cruveilhier. *Anatomie descriptive.*
(3) Sappey. *Anatomie descriptive.*
(4) Richet. *Anatomie chirurgicale.*
(5) Pansch. *Loco citato.*
(6) Henle. *Handbuch der systematichen Anatomie des Menschen.*

place le rein sur les côtés des première, deuxième et troisième vertèbres lombaires s'étendant supérieurement jusqu'à la onzième côte et même un peu au delà.

Nous avons cherché, de notre côté, les rapports du rein avec les parties osseuses, en employant le procédé de Pansch qui consistait à fixer le rein avec de longues aiguilles, puis à mesurer la distance des points de repère qu'il avait choisis ; comme l'indiquent du reste les auteurs, nous avons trouvé de grandes variations. Dans un certain nombre de cas, le rein débordait à peine la douzième côte en bas, tandis que dans d'autres nous avons trouvé des reins, paraissant sains, mais longs de quatorze centimètres et descendant jusqu'à deux centimètres de la crête iliaque.

Cependant, sur la grande majorité des sujets, le rein a des rapports fixes, et on peut considérer le rein normal comme correspondant à la hauteur de la onzième vertèbre dorsale et des deux premières lombaires.

Du coté droit, il s'abaisse en général un peu plus que du gauche, comme cela est indiqué partout, mais dans des proportions très faibles ; c'est-à-dire que du coté gauche son extrémité inférieure vient affleurer le bord supérieur de la troisième apophyse tranverse lombaire, tandis que du coté droit cette portion du rein descend au niveau même de cette apophyse, ce n'est donc souvent qu'une différence minime. Cette apophyse est le point le plus fixe des rapports du rein, elle se trouve à environ cinq centimètres au-dessus de la crête iliaque ; le rapport donné par Pansch pour l'extrémité inférieure du rein semble donc le plus souvent exact.

Mais de la position de l'extrémité inférieure du rein on ne peut pas déduire avec certitude celle de son extrémité supérieure, car le rein varie beaucoup de forme et, parfois, la fameuse comparaison avec un haricot ne donnerait qu'une idée bien vague de la forme de l'organe.

« Il y a des reins allongés, dont le diamètre vertical dépasse trois fois le diamètre transversal, et dont les bords concave et convexe sont en quelque sorte concentriques. D'autres ont un diamètre vertical dépassant à peine le diamètre transversal. Au bord concave se trouve une fente verticale, qui peut être aussi horizontale ou oblique, au fond d'un creux limité par les extrémités du rein qui sont recourbées vers la ligne médiane et le surplombent » (1).

On comprend sans peine qu'un rein ramassé en boule, et un rein très allongé n'aient pas exactement les mêmes rapports, mais les points fixes sont le hile et l'extrémité inférieure, et c'est sur l'extrémité supérieure que portent surtout les variations.

D'ailleurs, si le rein peut varier de forme, cependant le plus souvent la comparaison classique est la vraie, on peut très bien la prendre comme type moyen, et nos mensurations nous ont amené à considérer le chiffre de onze et demi à douze centimètres comme représentant la longueur ordinaire du rein. C'est dans les cas où il présente cette longueur qu'il se trouve en rapport avec les trois vertèbres que nous avons indiquées.

Dans le sens transversal, la situation du rein est aussi sujette à quelques variations qui tiennent, tant à l'étendue plus ou moins grande de ses dimensions transversales, qu'à l'obliquité de sa face postérieure en dedans. Cette obliquité est constante et chez certains sujets, les faces antérieure et postérieure du rein, loin d'être dans le plan frontal comme le dit Henle, sont très obliques en arrière et c'est le bord externe du rein qui est la partie la plus rapprochée des côtes, tandis que la face postérieure devient interne et s'applique sur le psoas.

Le Dentu (1) écrit que le bord externe du rein peut être à huit, neuf ou dix centimètres de la ligne médiane. Dans nos recherches, ce rapport n'a pas autant varié, et quand le rein n'était pas augmenté de volume, c'est presque constamment à huit centimètres et demi de la ligne médiane que nous l'avons rencontré. La variation ne s'étendait guère que de huit à neuf.

Le rein n'est pas verticalement dirigé, mais un peu oblique en bas et en dehors, de telle manière que la partie la plus éloignée de la ligne médiane est l'extrémité inférieure de son bord externe qui est souvent à neuf centimètres et demi de la ligne épineuse.

Cette obliquité fait aussi que le bord interne, qui n'est éloigné de la ligne épineuse que de deux centimètres et demi en haut, est

(1) HENLE. *Handbuch der systematichen Anatomie des Menschen.* Braunsweig, 1871
(1) LE DENTU. *Malades chirurgicales du rein.*

situé en bas à trois centimètres et demi ou quatre centimètres de cette ligne. Ce sont les distances indiquées par Morris (1), nous avons constaté leur exactitude.

Etant donné que les apophyses transverses des vertèbres lombaires arrivent à quatre centimètres et quatre centimètres et demi de la ligne médiane, la face postérieure du rein est donc en rapport, dans sa moitié supérieure environ, avec ces apophyses, ce qui explique les déchirures que leur sommet peut causer au rein dans les traumatismes.

Connaissant la situation du rein en hauteur et en largeur, par rapport à la colonne vertébrale, il nous est facile d'en déduire ses rapports avec les dernières côtes.

Un simple regard sur la planche n° 1 fera comprendre que le rein est pour ainsi dire inscrit dans l'angle formé par la onzième côte avec la colonne, son extrémité supérieure se trouvant en rapport avec la face antérieure de cette côte, mais dépassant très rarement son bord supérieur.

On voit, en comparant les planches I et II, combien les rapports seront différents suivant que la douzième côte sera longue ou courte.

Dans le premier cas, la côte descendant parallèlement à la onzième passera très obliquement sur le rein, dont le bord externe presque entier se trouvera caché par elle. On trouvera alors une moitié du rein masquée par la douzième côte, par l'espace intercostal qui la sépare de la onzième, et par cette dernière.

Quand au contraire la côte est courte, comme l'articulation costovertébrale est placée au bord supérieur de la douzième vertèbre dorsale et que la côte se porte horizontalement en dehors, elle ne recouvre qu'une portion bien moindre du rein, l'espace interosseux a disparu, et le rein déborde en bas la douzième côte des trois quarts de sa hauteur.

Au premier abord, il semble donc que le rein, presque impossible à palper dans un cas, sera très accessible dans l'autre; mais

(1) Morris. *Surgical diseases of the Kidney.*

ce serait là une idée fausse, car nous allons voir qu'il existe dans l'angle costo-vertébral un ligament qui recouvre toujours une étendue presque égale de la face postérieure du rein, que la douzième côte soit longue ou courte.

Rapports avec les muscles et les ligaments

En palpant la région lombaire, on sent très nettement, de chaque côté de la colonne vertébrale, une saillie allongée, verticale, formée par la masse sacro-lombaire. Les muscles qui composent cette masse sont solidement engainés entre deux aponévroses : l'une postérieure, feuillet postérieur de l'aponévrose du transverse qui donne insertion comme on sait au muscle grand dorsal et va se fixer au sommet des apophyses épineuses ; l'autre antérieure, feuillet moyen de cette même aponévrose qui se fixe au sommet des apophyses transverses. Immédiatement en dehors de la masse sacro-lombaire, on sent une dépression, plus accusée chez la femme, et on trouve, constituant la paroi abdominale à ce niveau, le grand dorsal et le grand oblique, le petit oblique et l'aponévrose du transverse.

Nous n'avons pas l'intention de faire l'anatomie de cette partie de la région lombaire et nous indiquerons simplement, en décrivant le manuel opératoire de l'incision faite à ce niveau, les différentes couches que l'on rencontre. Par contre la largeur des muscles des gouttières vertébrales est importante à connaître, car leur bord externe est un point de repère important pour les différentes opérations qui se pratiquent sur la région.

Suivant le développement musculaire, la largeur de la masse sacro-lombaire varie de sept à huit centimètres ou même huit et demi, la largeur de sept et demi que nous donnons au muscle sur la figure est une bonne moyenne. Cette largeur n'est d'ailleurs pas la même sur toute la hauteur de la région lombaire ; près de son insertion iliaque, elle diminue, tandis qu'en arrivant au niveau des côtes le muscle s'étale un peu et présente son plus grand développement.

Le rein ne déborde donc en dehors la masse sacro-lombaire

que de environ un centimètre. Quand on connaît l'épaisseur de cette couche musculaire, on comprend facilement que la percussion ait peu de valeur pour apprécier la présence ou l'absence du rein.

En disséquant les muscles des gouttières vertébrales et en les enlevant, on découvre le feuillet moyen de l'aponévrose du transverse qui vient s'attacher au sommet des apophyses transverses, séparant le muscle carré des lombes des muscles précédents.

Ce feuillet est d'épaisseur très variable dans ses diverses portions, tandis que dans sa partie moyenne, où il est vraiment aponévrose d'insertion, il est peu épais et laisse voir par transparence la face postérieure du carré, à sa partie supérieure il subit un épaississement extrêmement marqué. Des fibres partant des deux premières apophyses transverses, et allant s'attacher à la douzième ou à la onzième côte, constituent en ce point un véritable ligament, très puissant, dont le bord inférieur tranchant est très nettement senti : c'est le ligament lombo-costal de Henle (1), qui comble l'espace augulaire laissé libre entre la dernière côte et la colonne vertébrale.

Nous ne pouvons mieux faire pour décrire ce ligament que reproduire la description de Henle, que nous avons trouvée exacte en tous points :

« Les ligaments transverso-costaux supérieurs (CRUVEILHIER et SAPPEY) du dernier espace intercostal et des deux premières vertèbres lombaires constituent sur les côtés, avec une aponévrose resplendissante très forte, le ligament lombo-costal qui est formé de forts faisceaux entrecroisés. »

« Certains de ces faisceaux s'étendent transversalement, prolongeant les apophyses transverses des deux premières vertèbres lombaires, jusqu'à la pointe de la douzième côte, et même en dehors de celle-ci, en passant au-dessus d'elle. »

« Entre ces deux faisceaux formant pour ainsi dire des côtes fibreuses, et au-dessus d'eux, passent d'autres fibres, dirigées presque verticalement, dont le plus grand nombre descend obliquement en dehors, quoique quelques-unes soient obliquement ascendantes en dehors. »

(1) HENLE. *Loco citato.*

« Tandis que ces fibres verticales descendent vers le bord supérieur de l'os iliaque, au niveau de chaque pointe des apophyses transverses des vertèbres lombaires inférieures, elles reçoivent des renforcements formés de fibres en éventail qui se portent horizontalement en dehors en divergeant; en définitive elles vont se jeter au-dessus de l'os iliaque, dans le fort ligament ilio-lombaire. »

« Le ligament lombo-costal est recouvert en avant par le carré des lombes, cependant assez souvent, on trouve ce muscle dans la même loge que les muscles ascendants du dos, et on voit le ligament lombo-costal s'étendre en avant de lui, de telle sorte qu'on l'aperçoit immédiatement du côté de l'abdomen lorsqu'on a enlevé le péritoine. »

« Tenant le milieu entre ces deux cas, on en trouve d'autres où le muscle carré lombaire est contenu entre deux feuillets aponévrotiques de force à peu près égale, ces deux feuillets se réunissent de nouveau en une seule lame au bord externe du muscle, de cette lame naissent les fibres du transverse de l'abdomen. »

Il y a peu de chose à ajouter à cette description qui est absolument exacte et complète ; on peut la résumer sous une autre forme en disant que le feuillet moyen de l'aponévrose du transverse prend insertion sur le sommet de chaque apophyse transverse par des fibres rayonnantes nées de chacune de ces saillies, et que les faisceaux nés des deux premières vertèbres, beaucoup plus importants que les suivants, vont s'attacher au bord inférieur des côtes en formant un ligament falciforme très puissant.

Le ligament lombo-costal a été représenté sur les planches I et II tel que nous venons de le décrire, et tel qu'on le met facilement en évidence par la dissection. La comparaison des deux dessins montre la différence d'insertion des fibres aponévrotiques lorsque la douzième côte est longue, ou lorsqu'elle est courte.

Quand la douzième côte a sa longueur normale, le ligament va s'attacher à son bord inférieur, souvent jusqu'à son sommet.

Quand elle est courte, le ligament, plus fort et plus étendu dans le sens vertical, va se fixer au bord inférieur de la onzième côte jusque plus ou moins près de son sommet. Quelques faisceaux se portent vers la douzième côte, d'autres la réunissent à la onzième, de telle sorte que cette côte est comprise pour ainsi dire dans l'épaisseur du ligament, et que pour la reconnaître il est souvent nécessaire, comme nous l'avons dit plus haut, de saisir les deux faces du ligament entre le pouce et l'index et de rechercher ainsi le point où se trouve la douzième côte, perdue au milieu des fibres de ce plan épais et résistant.

Chose importante à noter, quelle que soit la longueur de la côte, le bord inférieur du ligament se trouve toujours à peu près au même niveau.

Cela modifie, comme on le voit, au point de vue pratique, les rapports du rein avec la région, et on se rend compte que toute cette portion du rein, qui serait facilement accessible dans l'angle costo-vertébral sans l'existence de cette lame fibreuse, est absolument masquée par elle et ne peut être sentie. D'ailleurs, en palpant la région lombaire à travers les téguments, on reconnaît facilement que le doigt ne peut déprimer la paroi dans l'angle costo-vertébral, et que là où on peut pénétrer, on est bien au-dessous du point où la côte s'insère à la colonne.

C'est donc un obstacle absolu à la palpation à ce niveau, et tant que cette lame tendue et résistante n'a pas été incisée, la face postérieure du rein n'est accessible que dans la petite portion qui déborde en bas le ligament, encore les insertions supérieures du carré viennent-elles apporter un nouvel obstacle en s'interposant entre cette partie du rein et la paroi postérieure.

En disséquant le feuillet moyen de l'aponévrose du transverse, on découvre la face postérieure du carré des lombes. Ce muscle naissant de la partie interne de la crête iliaque, se porte en haut et en dedans vers la douzième côte ; chemin faisant, il abandonne des faisceaux qui vont s'attacher au sommet de chaque apophyse transverse.

Son insertion inférieure a une étendue presque invariable et s'étend régulièrement jusqu'à dix centimètres de la ligne épineuse, au niveau du bord interne du triangle de Jean-Louis Petit ; l'insertion costale a une largeur moins fixe, mais le plus souvent elle ne s'étend pas à plus de six centimètres et demi ou sept centimètres de la ligne médiane.

Le bord externe du carré est donc oblique en dehors; caché complètement par la masse sacro-lombaire à la partie supérieure, il la déborde bientôt en se portant en bas, et au niveau de la crête iliaque, on trouve une portion de la face postérieure du carré d'environ trois centimètres, non recouverte par la masse commune. Par conséquent, une incision comme celle de Simon, faite à sept centimètres, au niveau du bord externe du long dorsal, tombera toujours, non pas au bord externe du carré, mais sur sa face postérieure.

Nous n'avons rien à dire de spécial sur l'insertion iliaque du carré, mais son insertion supérieure est au contraire fort importante, et comprise complètement dans la région qui nous occupe.

L'attache costale du carré lombaire se fait par de longues fibres tendineuses, qui croisent les fibres transversales et obliques du ligament lombo-costal, pour aller s'attacher au bord inférieur de la douzième côte, quelle que soit sa longueur. De plus, le muscle se fixe aussi au ligament lombo-costal par de courtes fibres aponévrotiques et même par des fibres charnues.

Comme l'indique Henle dans le passage que nous avons cité, et aussi comme nous avons pu le constater dans nos dissections, la situation du muscle, par rapport au ligament, varie avec les sujets.

Normalement, le carré est compris entre le feuillet moyen et le feuillet antérieur de l'aponévrose du transverse qui s'unissent en un seul à son bord externe ; dans sa portion supérieure, le feuillet moyen est renforcé, comme nous l'avons vu, par le ligament lombo-costal, et de même à ce niveau le feuillet antérieur est doublé par un trousseau fibreux qui a reçu le nom de ligament cintré du diaphragme. Les fibres d'insertion costale du carré séparent l'un de l'autre le ligament cintré et le ligament lombo-dorsal, qui s'accolent au niveau du bord externe du muscle, pour aller s'attacher ensemble au bord inférieur de la côte et à sa face interne.

Cependant, sur quelques sujets, nous avons vu les fibres du carré passer derrière le ligament lombo-dorsal qui se trouve alors directement au contact du ligament cintré et plus ou moins confondu avec lui.

Il suffit maintenant d'un coup d'œil sur les planches I et II, pour reconnaître quelle petite portion du rein se trouve réellement en dehors des muscles carrés et long dorsal, et au-dessous du ligament lombo-costal ; on comprendra ainsi sans peine l'impossibilité de reconnaître le rein normal par la palpation comme par la percussion.

Rapports avec le diaphragme et la plèvre

On donne le nom de ligament cintré du diaphragme à un point épaissi de l'aponévrose antérieure du carré sur lequel viennent se fixer les fibres du diaphragme qui prennent insertion à ce niveau. Ce n'est donc pas une bandelette bien distincte, et on la crée artificiellement, dit M. Farabeuf, en passant le doigt sous l'aponévrose du transverse.

Ainsi isolée, cette bandelette se détache du sommet et aussi de la partie externe de la face antérieure de l'apophyse transverse de la deuxième vertèbre lombaire, et se porte de là obliquement en dehors et en bas, pour aller s'attacher à la face interne de la côte la plus basse, près de son sommet.

Son insertion interne est en continuité de fibres avec le pilier apophysaire de l'arcade du psoas, son insertion externe est en rapport avec l'insertion du ligament lombo-costal, mais située sur la face interne de la côte, tandis que ce dernier ligament se fixe au bord inférieur.

Les fibres du diaphragme qui prennent attache sur le ligament cintré sont rares, elles forment un faisceau large, mais très peu épais, de telle sorte que cette portion de la voûte diaphragmatique est peu défendue, et que, entre le faisceau qui naît du sommet de la douzième côte et ceux qui viennent des deux piliers de l'arcade du psoas, il existe un véritable hiatus décrit et figuré par M. Farabeuf à son cours de cette année.

C'est là un fait qui a son importance, car il explique la facilité avec laquelle les collections périrénales refoulent le diaphragme à ce niveau, et la fréquence relative de leur ouverture dans la plèvre.

Lorsque la douzième côte est horizontale, le ligament cintré ne remonte pas prendre insertion sur elle. Naissant toujours de la deuxième apophyse transverse, il se porte obliquement en bas et en dehors pour aller se fixer à la face interne de la onzième côte, près de son sommet, comme il le fait sur la douzième côte à l'état normal ; il reste donc au même niveau et présente seulement une longueur plus grande. Nous allons voir que le cul-de-sac pleural reste en rapport avec ces insertions diaphragmatiques, et garde sa situation quelle que soit la longueur de la douzième côte.

Les auteurs classiques ne donnent pas de renseignements précis sur le niveau où se trouve le cul-de-sac inférieur de la plèvre ; seul M. Sappey (1) indique que la séreuse dépasse en ce point de un centimètre, le bord inférieur de la douzième côte.

D'après les recherches que nous avons faites sur une vingtaine de sujets, nous croyons pouvoir donner comme exact le trajet représenté sur la planche III.

Le cul-de-sac pleural, sur les parties latérales de la colonne vertébrale, descend à un centimètre, souvent un centimètre et demi au-dessous de la douzième côte, puis il se porte obliquement en bas et en dehors, presque horizontalement ; étant donnée l'obliquité bien plus grande de la douzième côte, la séreuse, après un trajet de trois à quatre centimètres, se trouve de nouveau masquée par elle (cinq à six centimètres de ligne médiane).

Elle traverse alors obliquement la face antérieure de la côte, puis le dernier espace intercostal en obliquant toujours en bas et en dehors, et atteint la onzième côte à dix ou onze centimètres de la ligne médiane. A ce point, la ligne de réflexion suivant les insertions du diaphragme aux côtes prend une direction horizontale, puis obliquement ascendante.

La partie la plus déclive de la plèvre n'est donc pas la partie voisine de la colonne, si ce n'est lorsque le sujet est couché ; quand il est debout, ce point se trouverait à peu près au niveau de la onzième côte.

Dans la planche III, M. Farabeuf a donné à la plèvre un trajet

____

(1) SAPPEY. *Anatomie descriptive.*

un peu différent de chaque côté du thorax, de manière à montrer que le cul-de-sac n'est pas absolument symétrique, et que suivant que la plèvre a un trajet plus ou moins oblique, une portion plus ou moins grande de la douzième côte est dépourvue de séreuse. C'est ainsi que tantôt une moitié de la côte, tantôt seulement un tiers externe n'est plus en contact avec la plèvre. Si donc les côtes avaient une longueur fixe, l'affirmation de Czerny (1), que l'on peut réséquer sans crainte un tiers de la douzième côte, serait exacte ; mais comme rien n'est plus variable que cette longueur, il est absolument impossible de donner un point de repère absolu pour cela. On peut simplement dire que à huit centimètres de la ligne médiane, on a les plus grandes chances de trouver la douzième côte dépourvue de plèvre lorsque cette côte est longue et oblique.

Nous avons recherché aussi quel était le trajet de la plèvre dans le cas de brièveté de la douzième côte, et nous avons constaté, que suivant en cela les insertions diaphragmatiques, elle gardait un trajet habituel et recouvrait complètement la côte, sans s'arrêter en aucune façon sur elle.

Lorsque la douzième côte est horizontale, la plèvre descend donc à un centimètre ou un centimètre et demi au-dessous d'elle, puis se porte un peu obliquement en bas et en dehors, et vient rejoindre la onzième, à dix ou onze centimètres de la ligne médiane, exactement comme si elle avait rencontré la douzième côte à sa place normale.

Holl, dans le travail que nous avons déjà cité, était arrivé aux mêmes conclusions, ou peu s'en faut. Il dit que dans les cas anormaux, mais très fréquents de brièveté de la douzième côte, la limite de la cavité pleurale est représentée par la même ligne, partant du bord supérieur de la première vertèbre lombaire, pour atteindre l'extrémité antérieure de la onzième côte.

Cette ligne, dit-il, coupe la douzième côte lorsqu'elle est normale, à trois centimètres environ en arrière de son cartilage, il en résulte que la plus·grande partie de la face antérieure de cette côte est tapissée par la plèvre.

<hr>

(1) Czerny. Ueber Nierenextirpation. *Centralblat für Chir.* 8 nov. 1879.

Cette similitude de résultat montre que le trajet de la plèvre doit être constant, ou que du moins les variations en sont bien rares ; par conséquent, dans les cas de brièveté de la douzième côte, il faudra bien se garder de se fier à elle comme limite inférieure de la plèvre, et comme à moins d'avoir compté les côtes de haut en bas, ce qu'on devrait toujours faire avant d'opérer dans cette région, on ne pourra jamais affirmer que la douzième côte est longue, il faudra respecter le ligament lombo-costal dans sa partie externe, car c'est lui qui indique véritablement la limite qu'il ne faut pas franchir pour respecter sûrement la plèvre ; par contre, on pourra sans crainte désinsérer le ligament de la deuxième apoplyse transverse, puisque le cul-de-sac ne descend pas jusque-là.

Ce n'est donc pas par la portion sous-costale du rein qu'il faut juger de l'étendue où il est accessible ; et comme le fait remarquer Le Dentu, il est étonnant que les blessures de la plèvre dans les interventions sur le rein n'aient pas été plus fréquentes.

Il nous semble évident que dans plusieurs des observations de néphrectomie avec résection costale, que nous avons lues, la côte a été réséquée au niveau du cul-de-sac pleural, mais que le périoste a été suffisant pour résister, et ne pas se déchirer ensuite avec la plèvre, comme dans le cas que Le Dentu (1) rapporte dans la *Revue de Chirurgie.*

Rapports du rein avec les organes voisins de la cavité abdominale

Lorsqu'on a rejeté en dedans le carré lombaire et son aponévrose antérieure, on arrive sur la face postérieure de l'atmosphère celluleuse du rein. On rencontre toujours à ce niveau, directement en rapport avec le mince feuillet celluleux, dédoublement du *fascia propria,* qui limite l'enveloppe graisseuse, le nerf grand abdomino-génital qui croise obliquement la plaie en se portant en bas et en dehors, pour aller pénétrer dans le muscle transverse. Le volume de ce nerf et sa forme aplatie permettent de le reconnaître le plus souvent et, en cas de besoin, il serait un indice certain que l'on est arrivé sur l'atmosphère graisseuse périrénale,

1) Le Dentu. *Revue de Chirurg.* 1886, page 16.

Cette masse de tissu cellulo-adipeux, toujours décrite comme un organe à part, n'est à vrai dire qu'un amas considérable de la couche graisseuse sous-péritonéale que l'on rencontre parfois si développée dans la région pré-vésicale; elle n'a pas de limites précises, et se continue sans point de démarcation avec le tissu cellulaire sous-péritonéal des régions voisines.

Le rein est complètement entouré par les lobules graisseux, qui adhèrent par de fins tractus celluleux à sa capsule fibreuse; cette adhérence est surtout marquée au niveau des extrémités de l'organe, tandis que les faces se laissent très facilement isoler.

Souvent des vaisseaux accessoires du rein rampent dans la masse adipeuse, c'est alors, surtout vers les extrémités de l'organe qu'ils se dirigent, circonstance qu'il faut connaître pour éviter de les déchirer sans les avoir pincés, car ils ont parfois donné lieu à des hémorragies difficiles à arrêter (1).

L'atmosphère cellulo-graisseuse du rein s'étend vers la fosse iliaque, et chemin faisant rencontre le côlon. Les recherches de Treves (2) ont montré que le rapport entre cette portion de l'intestin et le péritoine sont très incomplets, que le côlon ascendant au moins était presque toujours dépourvu de mésocôlon. C'est d'ailleurs la constatation de ce fait qui avait déjà conduit les chirurgiens à pratiquer l'anus artificiel par la voie lombaire, suivant la méthode de Callisen.

Sur 100 sujets, Treves a constaté :

52 fois, absence de mésocôlon ascendant et descendant.

22 fois, le mésocôlon descendant existant seul.

14 fois, existence de mésocôlon ascendant et descendant.

12 fois, existence de mésocôlon ascendant seul.

Guillet (3), dans ses recherches, a trouvé le mésocôlon, tant as-

---

(1) Bruce Clarke. (*Diagnosis of surgical diseases of the Kidney*), dit que ces vaisseaux accessoires se rencontreraient, d'après Henle, dans 1/7 des cas; d'après sa propre expérience, ce ne serait que dans 1/30. Cet auteur a trouvé des branches accessoires, venant de l'aorte, de l'artère rénale, de la capsulaire moyenne, d'une artère lombaire, enfin de l'iliaque primitive, ces branches allaient aux extrémités ou au bord externe du rein.

(2) Treves. Anatomy of the peritoneum in man. *Brit. Med. Journ.* 85, vol. I.

(3) Guillet. Des tumeurs malignes du rein. *Thèse, Paris, 1888.*

cendant que descendant, existant dans une moitié des cas. Quoi qu'il en soit, très fréquemment le côlon est en rapport très étendu avec le tissu rétro-péritonéal, et nous avons vu, au cours de M. Guyon, la représentation d'une coupe faite par Tuffier, où l'atmosphère celluleuse enveloppait au moins la moitié postérieure du colon ascendant.

Les deux portions ascendante et descendante du colon appartiennent donc en partie à la région qui nous occupe, et leurs rapports avec le rein sont assez importants pour que nous ayons désiré nous en assurer. Nous avons trouvé constamment la disposition suivante, qui est celle indiquée par Guillet dans sa thèse, et qui d'ailleurs est la description classique.

Le côlon ascendant passe sur l'extrémité inférieure du rein droit, qu'il parcourt suivant une ligne oblique de bas en haut et de droite à gauche ; le plus souvent il n'y a pas de mésocôlon à ce niveau, le rapport est donc direct ; puis l'anse formée par le côlon transverse se porte en haut et à gauche pour aller se couder au niveau de la partie supérieure du rein gauche, le long du bord externe duquel le côlon va descendre tantôt directement appuyé à la paroi, tantôt muni d'un petit mésocôlon.

Le côlon transverse étant pourvu d'un mésocôlon considérable, retombe immédiatement sur la face antérieure du rein, de telle manière que l'angle formé par cette portion de l'intestin et le côlon descendant est très aigu, il est placé très haut, comme nous l'avons dit, en rapport avec la rate ; parfois le rein gauche est tout entier situé au-dessous de lui, souvent aussi la coudure se fait moins haut et une partie du rein gauche est au-dessus du côlon.

Il est intéressant pour le chirurgien de voir exactement les rapports des viscères voisins avec le rein et l'espace rétro-péritonéal. Ne connaissant pas de figure qui représente bien cette région, j'avais demandé à M. Farabeuf la permission de reproduire, dans ce travail, une des planches qu'il a dessinées pour l'École pratique et qui montre ces rapports avec une grande clarté. Il n'a pas voulu y consentir et a tenu à dessiner à nouveau cette planche, après avoir étudié avec nous et copié d'après nature deux dissections de la région rénale, faites après résection de la colonne vertébrale, en maintenant les organes en place par une injection de gélatine dans la cavité péritonéale.

Les deux planches suivantes ont donc été dessinées, comme les autres, d'après nature, et indiquent plus exactement qu'on ne l'a fait jusqu'ici, croyons-nous, la situation du rein par rapport aux autres viscères.

On constate que le rein droit est logé dans la concavité du foie et appliqué contre cet organe dans une grande partie de son étendue, tandis que l'angle du côlon ascendant vient recouvrir son extrémité inférieure.

La deuxième portion du duodénum arrive à la hauteur de la première vertèbre lombaire, au niveau du hile du rein par conséquent, se mettre en rapport avec la partie interne de sa face antérieure qu'elle recouvre, en se portant en bas et en dedans jusqu'au niveau de la troisième vertèbre lombaire et même de la partie supérieure de la quatrième. Le duodénum remonte alors obliquement vers la gauche et vient se terminer dans l'iléon qui soulève le péritoine, er formant la fossette duodéno-jejunale, un peu en dedans de l'extrémité inférieure du rein gauche.

Cette disposition du duodénum est la normale. Henle (1) indique ce rapport de la fin du duodénum, et représente la fossette duodéno-jejunale accolée au rein gauche. Dernièrement, Jonesco (2 a présenté à la Société anatomique quelques pièces où cette disposition était mise en évidence ; sur les deux sujets que nous avons disséqués elle était des plus nettes.

Pour en finir avec le rein droit, disons que l'on voit la partie supérieure de son bord interne se mettre en rapport avec la veine cave inférieure, qui se porte obliquement en haut et en dehors pour aller rejoindre son orifice diaphragmatique ; une veine rénale accessoire se détache en noir sur la partie supérieure du bassinet indiquant cette anomalie assez fréquente de situation d'une des branches de la veine rénale ; enfin l'embouchure d'une veine hépatique droite, en rapport avec la face antérieure du rein, est figurée en pointillé.

(1) Henle, *loco citat.*
(2) Jonesco. *Bull. Soc. anatom.* 15 fév. 89.

Du côté gauche, on reconnaît tout d'abord les rapports classiques du rein avec la rate en haut et en dehors, en avant avec la grosse tubérosité de l'estomac séparée de lui, comme la rate, par l'arrière-cavité des épiploons, puis avec la queue du pancréas directement appliquée sur lui et dont la direction est indiquée par la veine et l'artère spléniques.

La petite courbure, quoique sans rapport direct avec le rein, a été représentée ici pour donner la situation exacte de l'estomac dont elle est le point fixe. Elle est indiquée par une ligne pointillée, commençant au côté gauche du bord supérieur de la onzième dorsale, où se trouve le cardia, pour venir se terminer au pylore à droite de la première lombaire. Sa direction presque verticale étonne au premier abord, ce sont-là cependant les limites de cette partie de l'estomac, nous dirons même que quel que soit l'état de vacuité ou de réplétion de l'organe, ces limites sont absolument fixes.

Le pointillé se porte ensuite horizontalement en dehors, indiquant la place de la première portion du duodenum allant rejoindre la portion verticale dont nous avons décrit le trajet tout à l'heure.

Le côlon transverse croise la face antérieure du rein gauche plus haut qu'il ne le fait du côté droit, et vient former l'angle du côlon descendant. Comme nous l'avons dit plus haut, dans nos recherches cadavériques, nous avons souvent trouvé l'angle gauche du côlon plus haut qu'il n'est représenté sur cette gravure, mais on doit s'attendre aussi à lui voir suivre un trajet analogue à celui qu'il occupait chez le sujet qui a servi de modèle ici.

La planche V montre aussi la veine mésentérique inférieure passant devant la face antérieure du rein gauche; cette disposition n'est pas constante, et parfois la veine petite mésaraïque monte plus obliquement en dedans sans se mettre au contact du rein, pl. VI, la veine adopte en effet l'un ou l'autre de ces trajets, suivant qu'elle se jette dans la splénique plus ou moins près de la veine porte.

Notre collègue Delbet nous a dit avoir constaté aussi le rapport entre la veine petite mésentérique et le rein, dans le cours de ses recherches sur le péritoine de la femme.

Enfin, l'ablation du psoas permet de voir l'uretère devant les apophyses transverses, jusqu'au point où les vaisseaux spermatiques passent au devant de lui.

Nous n'avons pas la prétention d'avoir décrit complètement les rapports du rein, mais au début d'un travail sur son exploration, nous avons tenu à indiquer et figurer aussi exactement que possible les points de repère, les dangers de la région, et l'aspect différent qu'elle présente suivant la disposition de la douzième côte ; grâce à l'obligeant concours de notre maître, nous espérons avoir atteint ce but.

Rapports du rein avec la colonne vertébrale, les côtes, les couches musculaires et le ligament lombo-costal

FIGURE I — DOUZIÈME CÔTE LONGUE

Squelette. — Distance entre le bord supérieur de onzième dorsale et bord inférieur de quatrième lombaire 18 cent. 1/2.

L'extrémité des *apophyses transverses* est à 4 cent. de la ligne médiane.

La *douzième côte* représente la position moyenne de cette côte quand elle est longue. Son extrémité se trouve à 10 cent. de la ligne médiane. à 5 1/2 de la ligne horizontale passant au-dessus des deux crêtes iliaques.

Du côté gauche de la figure, on voit la *masse sacro-lombaire* teintée en gris, débordée en bas sur une étendue notable par le muscle *carré lombaire*.

Le *bord externe du rein* est à 8 cent. de la ligne médiane légèrement oblique en bas, une moitié du rein environ est masquée par la onzième côte, le onzième espace intercostal et la douzième côte. On remarquera quelle petite portion du rein est accessible en dehors du carré et sous la côte.

Du côté droit. Masse sacro-lombaire enlevée, vue des insertions de l'aponévrose moyenne du transverse, naissant de chaque apophyse par un faisceau en éventail. Les faisceaux nés des deux premières apophyses transverses constituent le *ligament lombo-costal* qui va s'attacher au bord inférieur de la douzième côte jusque près de son sommet.

FIGURE II — DOUZIÈME CÔTE COURTE

Douzième côte large étalée 5 cent. 1/2 de long, représente la situation de la douzième côte quand elle est courte.

Onzième côte même trajet que quand la douzième est longue.

Du côté gauche de la figure. La largeur des muscles sacro-lombaires, carré, n'étant pas modifiée, le rein affleurant toujours la onzième côte, il semble que l'on aura plus de place pour l'atteindre.

Mais du *côté droit* on voit le *ligament lombo-costal*, détaché toujours des deux premières apophyses transverses lombaires et allant s'attacher au bord inférieur de la onzième côte. Plus puissant que quand la douzième côte est longue il cache la plus grande partie du rein.

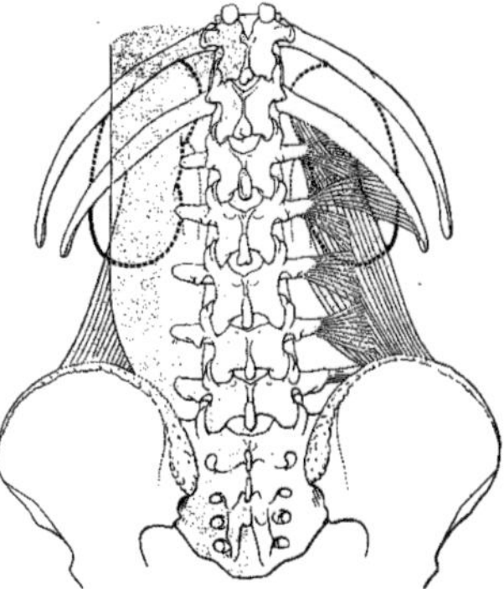

Dessiné par L.-H. FARABEUF.

FIGURE I. — DOUZIÈME CÔTE LONGUE

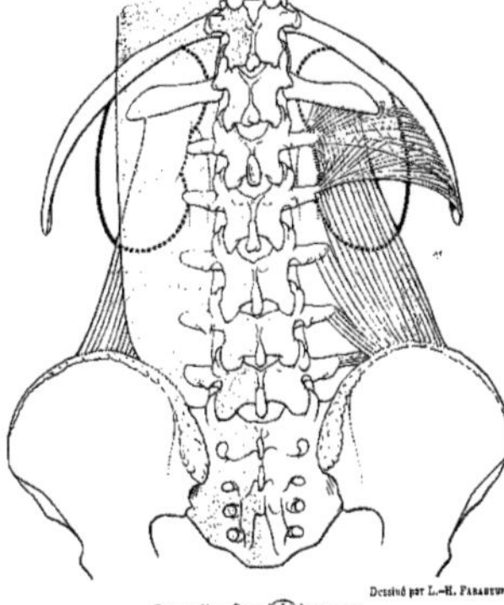

Dessiné par L.-H. FARABEUF

FIGURE II — DOUZIÈME CÔTE COURTE

Échelle de 2/5. — 1 centimètre représente 2 centimètres 1/2 de la grandeur naturelle.

Rapports du diaphragme et de la plèvre avec les reins

FIGURE III — (DOUZIÈME CÔTE LONGUE)

On voit les insertions du *ligament cintré du diaphragme* : à la partie externe de la face antérieure de la deuxième apophyse transverse lombaire, et à la face interne de la douzième côte près de son sommet.

En dedans de lui on voit l'arcade du psoas.

La plèvre descend à un fort centimètre au-dessous de douzième côte dans l'angle costo-vertébral (presque jusqu'à la première apophyse transverse) à 5 centimètres de la ligne médiane, elle passe devant la douzième côte. Son point le plus déclive est au niveau du bord inférieur de la onzième côte.

Du côté droit la plèvre a été un peu relevée pour montrer que le point où elle croise la douzième côte n'est pas absolument invariable.

FIGURE IV — (DOUZIÈME CÔTE COURTE)

Le *ligament cintré* naît toujours de la deuxième apophyse transverse lombaire, mais il est plus long que dans le cas précédent et va s'attacher à la face interne de la onzième côte.

La *plèvre* descendue au même niveau que dans la figure précédente se porte obliquement en dehors en passant au-dessous de la douzième côte, sans être déviée par elle, elle rejoint la onzième au même point que si elle avait été longue.

Remarquer l'étendue de rein en rapport avec la plèvre ; constater que le rein droit est légèrement plus bas que le gauche, enfin, reconnaître la *place du bassinet* situé au niveau de l'espace qui sépare les deux premières apophyses transverses.

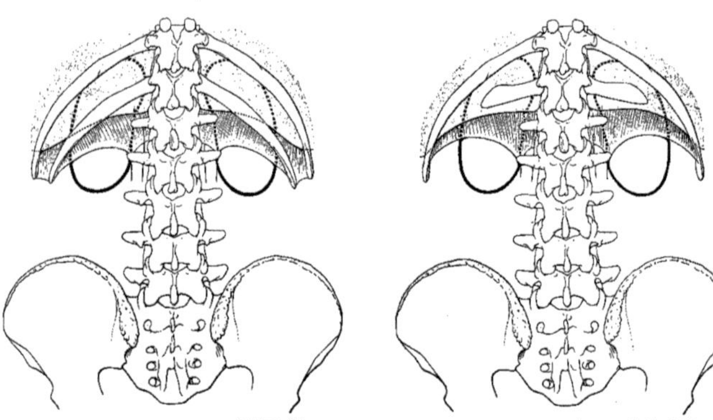

Dessiné par L.-H. FARABEUF.

FIGURE III — CÔTE LONGUE.

Dessiné par L.-H. FARABEUF.

FIGURE IV — CÔTE COURTE.

Échelle de 2/5. — 1 centimètre représente 2 centimètres 1/2 de la grandeur naturelle.

Rapports de la face antérieure du rein avec les organes environnants

FIGURES V ET VI.

(Le rein est vu par derrière, la colonne vertébrale et les côtes laissées en place, les lignes pointillées indiquent les limites des organes séparés de l'observateur par la colonne vertébrale ou le rein.)

Rein droit coiffé de la capsule surrénale et logé dans la concavité du *foie* qui le déborde en dehors ; au-dessous le *côlon ascendant* dont l'angle est indiqué en pointillé sur l'extrémité inférieure du rein ; en dehors du côlon, le péritoine.

Entre le foie et la colonne vertébrale : la *veine cave*, en noir, donnant naissance en avant de l'extrémité supérieure du rein à une grosse *veine sus-hépatique* indiquée par un pointillé.

A gauche de la veine cave, au-dessus de la onzième vertèbre dorsale, le *lobe de Spiegel*, puis le *cardia* (l'aorte n'a pas été figurée pour ne pas surcharger la figure) enfin l'estomac E paraissant entre le rein et la colonne vertébrale jusqu'au-dessous de douzième côte E. E.

La *petite courbure de l'estomac* presque verticale est figurée par la ligne pointillée qui passe devant la colonne vertébrale allant du côté gauche de la onzième dorsale au côté droit de la première lombaire ; à ce niveau se trouverait le *pylore*, puis la première portion du duodénum masquée sur la figure par le *hile du rein*. La *deuxième portion du duodénum* descend verticalement devant la face antérieure du rein droit ; on voit la courbe qui la rattache à la *troisième portion D D*, s'accuser au-dessous du rein entre nous et le péritoine. Croisant ensuite la colonne vertébrale en montant obliquement devant la troisième lombaire, le duodénum D D va se terminer dans l'iléon au niveau du côté gauche de la deuxième vertèbre lombaire, en dedans de l'*extrémité inférieure du rein gauche*.

Devant le *rein gauche*, angle du *côlon* pointillé, et passage des *vaisseaux spléniques* pointillés aussi. Sur la figure V on voit en outre la *veine mésentérique inférieure* se mettre en rapport avec la face antérieure du rein, tandis que dans la figure VI elle passe plus en dedans.

En haut et en dehors, la *rate* ; en bas et en dehors le *côlon descendant*.

M. *Artère colique gauche de mésentérique inférieure.*

S. *Vaisseaux spermatiques.*

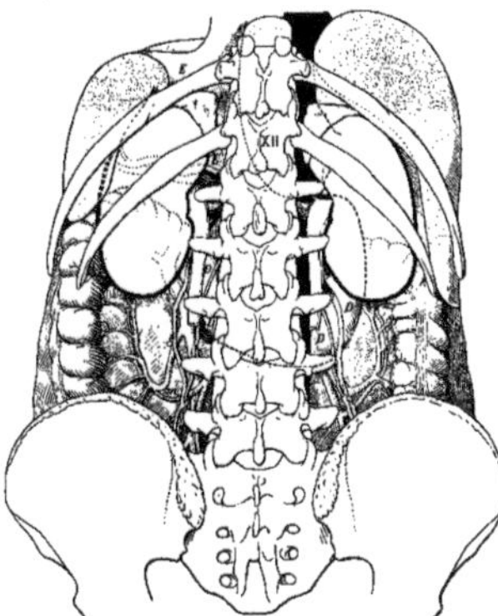

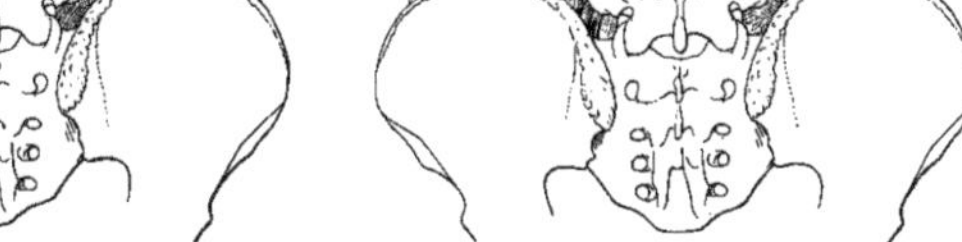

Dessiné par L.-H. Panneau.

FIGURE V. — 13ᵉ CÔTE LONGUE.

Dessiné par L.-H. Panneau.

FIGURE VI. — 12ᵉ CÔTE COURTE.

Échelle de 2/5 — 1 centimètre représente 2 centimètres 1/2 de la grandeur naturelle.

C-28

CHAPITRE II

---

a) **Exploration manuelle**

Les procédés d'examen qui permettent de se rendre compte médiatement de l'état du rein sont multiples, mais d'une valeur fort inégale, et certains d'entre eux, quoique pouvant rendre des services dans certaines circonstances particulières, ne doivent pas inspirer de confiance dans la majorité des cas.

Il faut cependant les connaître pour être à même de profiter des indications qu'ils peuvent fournir, nous allons donc successivement exposer les principes généraux de l'inspection, de la percussion, de la palpation, de la recherche du ballottement, tout en indiquant la valeur très inégale de ces divers moyens, dans le diagnostic des affections chirurgicales du rein.

Inspection. — Etant donnée la situation du rein, reposant en arrière sur un plan osseux et aponévrotique, étant donné aussi ce fait connu que les tumeurs rénales se développent en avant, il semble difficile qu'une augmentation ou une diminution de volume l'organe se traduise à l'extérieur par une saillie ou une dépression dans la région lombaire.

Cependant, d'après Le Dentu (1), l'examen visuel aurait véritablement de l'importance chez les sujets placés dans des conditions favorables.

Chez les personnes maigres, ou d'un embonpoint modéré, les

---

(1) LE DENTU. *Maladies chirurgic. du rein*, Paris, 1889.

saillies et dépressions anormales de la région lombaire seraient très appréciables ; chez les sujets gras, le tissu adipeux nivelle les dépressions et enlève toute valeur à cet examen.

Donc, lorsque sur un individu d'embonpoint moyen, la dépression lombaire est fortement accusée d'un côté, on peut avoir de sérieuses présomptions d'atrophie ou d'absence congénitale du rein de ce côté ; chez l'homme, M. Le Dentu caractérise cette disposition en disant « que la taille prend l'aspect d'une taille de femme » du côté où le rein est absent ou très diminué.

De même une augmentation de volume même peu considérable, qu'elle soit due à une hydronéphrose ou à une tumeur rénale, suffirait pour déterminer une saillie possible à reconnaître.

Pour constater ce signe, la position à donner au malade n'est pas indifférente, il faut que la lumière tombe également sur les deux régions lombaires, et pour cela : « il faut placer le sujet à quatre pattes, les genoux et les coudes appuyés sur un lit ferme ou sur un canapé, le derrière tourné vers une fenêtre. » L'observateur se place du côté de la tête, bien enface du jour.

Nous n'avons pas eu personnellement l'occasion d'apprécier la valeur de ce mode d'examen, mais l'importance que lui donne M. Le Dentu, si compétent en la matière, montre qu'il faut en tenir compte pour l'utiliser le cas échéant.

Percussion. — Depuis longtemps on a tenté de limiter le rein par la percussion, Piorry et Trousseau pensaient arriver à des résultats sérieux dans ce sens, et, il y a quelques années, des travaux ont été faits en Allemagne dans le but d'apprécier la valeur de cet examen.

Zuelzer (1) et Pansch (2), après un examen sérieux de la question ont conclu que la percussion méritait peu de confiance.

Dans ses études, Zuelzer se servait d'une sorte de plessimètre qu'il frappait avec le doigt recourbé ou un marteau spécial.

Le Dentu croit que dans les cas d'absence du rein d'un côté,

(1) Zuelzer. *Berlin. klinische Wochen.* 1887, n° 43.
(2) Pansch. *Arch. für. Anat. und Phys. du Bois-Reymond*, 1876, n° 3, page 327.

la sonorité peut succéder plus brusquement à la matité au bord externe de la masse sacro-lombaire, et que c'est là un signe qui a sa valeur, lorsqu'il est nettement constaté.

L'expérience de M. Guyon n'est pas en faveur de ce mode d'exploration, et il ne lui attache aucune importance.

Deux cas de sa pratique montreront comment s'est faite sa con·viction à cet égard.

En janvier dernier, M. Guyon eut l'occasion d'examiner un malade, néphrectomisé jadis par un autre chirurgien pour des douleurs rénales reconnues depuis dépendantes du tabes. En percutant alternativement les deux régions lombaires, on ne trouva aucune différence de sonorité. Cependant, d'un côté le rein est absent, et de l'autre il est augmenté de volume par hypertrophie compensatrice.

C'est donc là un cas presque expérimental où la percussion ne donne aucun renseignement.

Nous avons également entendu notre maître insister sur ce fait en nous montrant une malade de la salle Laugier affectée d'un rein mobile. Le rein ne descendait que dans la position verticale et revenait en place dès que la malade était couchée. La percussion ne donnait aucune différence appréciable de sonorité entre les deux régions lombaires, quelle que fût la position prise par la malade. La matité devenait simplement plus nette quand la malade contractait les muscles de la région.

Les rapports anatomiques du rein, précisés au début de ce travail, permettent de se rendre compte facilement des causes d'erreurs multiples de la percussion de la région rénale.

Tout d'abord le rein déborde fort peu, de un centimètre à un centimètre et demi au plus, la masse sacro-lombaire ; ce n'est donc que sur cette quantité très faible de la largeur de la matité lombaire que la présence ou l'absence du rein peut causer un changement, car on ne peut espérer qu'une sonorité produite par l'absence du rein se traduise à travers l'épaisseur de la masse sacro-lombaire, alors que nous venons de voir l'influence de la contraction musculaire.

De même, le foie qui déborde le rein en haut et en dehors du côté droit, empêche absolument de délimiter une matité rénale de ce côté. (Voir figures I et V.)

Ce ne pourrait être vraiment que dans les cas où le rein serait fortement déplacé en bas et en dehors, qu'occupant au-dessus de la crête iliaque la place rendue sonore par le côlon à l'état normal, il pourrait donner lieu à une matité appréciable à la percussion, mais dans ce cas, la palpation donnera des renseignements bien meilleurs et bien plus fidèles.

Cependant, si la percussion postérieure nous semble peu importante, il en est tout autrement de la percussion de la région antérieure de l'abdomen lorsqu'il existe une tumeur rénale.

C'est alors par ce procédé d'exploration que l'on reconnaîtra la présence des anses intestinales en avant de la tumeur, constatation qui a une importance très grande, car à elle seule elle permet presque de conclure que le rein est en cause.

Quand le rein augmente de volume, il se porte en effet en avant, repoussant devant lui les anses intestinales, et même lorsqu'il s'agit du rein droit, éloignant la deuxième portion du duodénum de la paroi postérieure et restant derrière elle (BRUCE CLARKE).— De là une sonorité très nette en avant de la tumeur indiquant son siège rétro-péritonéal.

Si le volume devient considérable, les anses de l'intestin grêle sont repoussées dans l'abdomen, et une large matité remplissant le flanc droit remplacera la zone sonore que nous venons d'indiquer ; cependant le plus souvent, même dans ces cas, le côlon transverse reste fixé en avant du rein, et on peut constater une bande de sonorité transversale qui indique son passage en avant du rein.

Enfin, quand la tumeur a de grandes dimensions, le côlon est applati, et ne renferme plus de gaz ; mais, même dans ce cas, on sent souvent en avant de la tumeur une bande élastique, glissant sous le doigt, qui indique la présence du gros intestin ; c'est pour la reconnaître plus facilement que certains chirurgiens ont proposé d'insuffler des gaz dans le rectum afin de rétablir la sonorité du côlon.

Somme toute, nous pouvons terminer cet exposé, en constatant à la fois l'inutilité de la percussion de la région lombaire et l'importance diagnostique extrême de la percussion de la partie antérieure du flanc.

Palpation. — Nous arrivons maintenant à l'étude du procédé le plus important d'exploration médiate : la palpation. Sous ses diverses formes, palpation bimanuelle ou ballottement, elle a été l'objet de recherches si approfondies de la part de notre maître, M. Guyon, que nous n'avons pas eu à faire de recherches spéciales sur ce point ; nous nous bornerons à reproduire ici l'enseignement que nous avons reçu, tant à Necker qu'à la Faculté.

On ne peut sentir les reins, à l'état normal ; un simple regard sur les planches annexées à ce travail, suffit pour montrer que les côtes et le puissant ligament tendu entre les apophyses transverses des deux premières vertèbres lombaires et la dernière côte, empêchent absolument la palpation du rein en arrière.

Il y a pourtant des exceptions à cette règle, et chez quelques femmes, d'après M. Guyon, on peut sentir l'extrémité inférieure du rein droit sans qu'il soit augmenté de volume, ni déplacé.

Israël, dans un article dont nous donnerons plus loin le résumé dit que dans certaines conditions spéciales on peut même aller plus loin. Quand le sujet est maigre, quand il existe peu de tension des parois abdominales, lorsque la distance entre la crête iliaque et la dernière côte est suffisante, lorsque enfin le rein est porté en avant par une forte courbure dorso-lombaire, on pourrait, d'après l'auteur allemand, sentir la face antérieure du rein normal.

La réunion de ces diverses conditions est rare, et pour la majorité des cas, nous pouvons considérer comme négative la palpation du rein normal, et ce n'est que dans l'état pathologique que la recherche sera couronnée de succès.

Dans l'examen des reins si profondément placés dans les hypochondres, le relâchement musculaire absolu est nécessaire ; ce n'est jamais une chose facile à obtenir, et quand il existe un état douloureux, cela est presque impossible.

Pour atteindre ce résultat, M. Guyon attache une grande importance à la fois à la position du malade et à la manière dont l'opérateur exerce la pression nécessaire au palper.

Depuis longtemps M. Guyon recommande, pour l'examen des régions rénales, la position horizontale sur le dos, les jambes étendues, et cela uniquement dans le but d'obtenir le relâchement musculaire absolu.

« Je recommande de ne pas faire fléchir les jambes comme on le fait en général; pour les maintenir dans cette position, tout un groupe de muscles se trouve en état de vigilance et, par suite de cette loi de synergie qui règle les actions musculaires, cet état de vigilance rend en quelque sorte inévitable, à un moment quelconque, la contraction des muscles de la paroi antérieure de l'abdomen. »

« S'il n'y a pas de contraction vraie, il existe une sorte de contraction virtuelle qui nuit à l'exploration. Placez donc le malade dans l'attitude du repos musculaire absolu, étendu à plat sur le dos, les jambes allongées. »

« La position du malade ne suffit pas, il faut encore user d'un artifice que je préconise également depuis longues années, que j'ai publié dans mes leçons cliniques et que je désigne sous le nom : *d'exploration en mesure.* »

« J'appelle ainsi cette exploration, parce qu'elle doit rigoureusement suivre, pour s'exercer utilement, les mouvements respiratoires. »

« Son principe est d'éviter toute pression pendant l'inspiration qui tend l'abdomen, et d'utiliser la détente produite par l'expiration pour pénétrer successivement dans les profondeurs du ventre. »

« Si l'on ne va pas à faux temps, si l'on ne gagne du terrain que dans les expirations, on arrive graduellement, à travers les abdomens les moins disposés à se laisser pénétrer, à aller pour ainsi dire au contact de la paroi postérieure. » (1)

Ces deux règles, bien observées, permettent d'éluder presque absolument l'obstacle que forment les muscles, surtout lorsque le ventre est indolent.

(1) GUYON. *Bullet. médical,* mars 1889.

Israël (1) a pu ainsi, en faisant faire de profondes inspirations au malade et en profitant de ce moment pour palper, sentir une tumeur du volume d'une petite prune à l'extrémité inférieure d'un des reins.

Il est probable d'ailleurs que le malade, un jeune homme de vingt et un ans, devait présenter des conditions de maigreur, ou de relâchement de la paroi abdominale exceptionnelles, car il faut avouer que la palpation la mieux faite ne donne pas souvent une pareille précision.

Comme les muscles de la paroi, les côtes sont un obstacle, il faut chercher à les contourner et à pousser les doigts au-dessous d'elles ; on peut y arriver jusqu'à un certain point, en avant ; mais, en arrière la disposition anatomique des parties rend cette manœuvre absolument impossible, et si le rein n'est pas abaissé, ce n'est jamais que son extrémité inférieure que l'on pourra atteindre.

Le malade couché sur le dos, on peut palper le rein simplement avec une main pénétrant, comme nous l'avons dit, progressivement dans la profondeur de la région. M. Guyon préfère de beaucoup à cette palpation unimanuelle, la palpation avec les deux mains, l'une placée en avant, l'autre en arrière de la région à explorer.

Il est d'ailleurs facile à comprendre que les notions d'épaisseur et de consistance soient bien mieux perçues de cette manière, il suffit d'avoir remarqué combien le doigt, introduit dans le vagin ou le rectum, peut aider la palpation des organes contenus dans le petit bassin, en les maintenant et les mettant à la portée de la main abdominale. Dans cette exploration, comme dans celle du rein, les deux mains se fournissant réciproquement un point d'appui, arrivent à des notions bien plus précises que celles que l'on acquiert en palpant successivement d'un côté, puis de l'autre.

M. Le Dentu, dans son livre sur la chirurgie du rein, recommande exactement la même position que M. Guyon, et insiste également beaucoup sur l'emploi de la palpation bimanuelle.

(1) ISRAËL. Soc. de méd. interne, le 21 mars 1887. *Semaine méd.* 1887.

Lindner (1), dans un travail sur le rein flottant, attache aussi une grande importance aux signes donnés par cette palpation à deux mains, et la considère comme le meilleur moyen d'apprécier la forme et la mobilité de la tumeur.

Voici en quels termes M. Guyon indique, dans la clinique que nous avons déjà citée, la manière de placer les deux mains pour la palpation.

« La main postérieure a pour mission de soutenir la paroi lombaire et d'aller aussi directement que possible à la rencontre du rein ; glissée à plat sous le malade, en déprimant son matelas pour ne pas l'obliger à se soulever, elle s'applique sur *la partie de la région lombaire correspondant au rein.* »

« C'est dans l'angle costo-vertébral qu'il faudra agir ; dans cet espace restreint, toujours facile à reconnaître, grâce à ses limites osseuses, un ou deux doigts pourront être utilisés, et vous devrez, pour vous rapprocher le plus possible de l'organe à explorer, presser peu à peu, de façon à les faire pour ainsi dire pénétrer graduellement, par la dépression des parties molles, dans le sinus osseux où se rencontre invariablement le rein. »

« La main antérieure doit être placée parallèlement à la ligne médiane sur le muscle droit, immédiatement au-dessous des cartilages costaux ; à droite, cette position pourra être conservée pendant toute la durée de l'exploration ; à gauche, au contraire, il sera toujours indispensable de faire pénétrer l'extrémité des doigts sous les côtes, et il vous sera toujours loisible de faire cette manœuvre à droite, si vous la croyez utile. Pour peu que vous preniez pour auxiliaires les expirations, vous arriverez chez presque tous les sujets à pénétrer facilement et réellement en plein hypochondre. »

L'emploi de ces différentes manœuvres permet le plus souvent d'arriver à un résultat satisfaisant, lorsque il n'existe pas d'état douloureux prononcé ; dans le cas contraire, quelque soin qu'on y mette, la palpation profonde est impossible. M. Guyon fait alors la palpation sous le chloroforme, et nous avons vu, dans son service, des résultats remarquables de cette manière de faire.

(1) Lindner. *Pester medico-chirurg. Presse* 1888, n° 13.

On obtient ainsi le relâchement musculaire absolu, et dès lors, cette cause d'erreur disparaissant, les signes deviennent des plus nets ; nous nous souvenons d'une hydronéphrose volumineuse, que l'on ne pouvait que soupçonner, tant la palpation était pénible pour le malade, et qu'il fut absolument facile de constater dès que le malade fut endormi (1).

L'exploration médiate de la région rénale peut donner ainsi des renseignements précis sur la sensibilité, le volume et la mobilité du rein ; mais pour trouver les sensations qui permettent de conclure dans ces différents cas, il faut modifier sa manière de faire suivant le signe que l'on recherche.

Recherche de la sensibilité. — Le rein n'a aucune sensibilité à l'état normal, nous pouvons donc poser en principe que la douleur provoquée par la pression est un bon signe d'altération du rein.

Dans un grand nombre d'observations, ce symptôme avait une netteté absolue, et M. Guyon lui donne une grande importance ; mais pour qu'il ait toute sa valeur, il faut le rechercher au point précis où il doit se produire.

La pression antérieure sur la région du rein peut déterminer de la douleur dans cet organe, mais le plus souvent, lorsque le rein est sensible, les muscles de la paroi se contractent dès le début de l'exploration et rendent tout à fait impossible la pénétration de la main dans la profondeur.

C'est la pression postérieure qui donnera les meilleurs renseignements, il faudra la faire aussi localisée que possible, dans cet angle costo-vertébral où nous sommes sûrs d'être en contact avec le rein, au moins avec sa partie inférieure s'il n'est pas abaissé.

Il faut presser doucement, mais fortement, et ne pas tenir compte de la sensibilité superficielle que l'on peut développer ; l'éveil de la sensibilité du rein donne au malade une sensation assez spéciale pour qu'il la différencie parfaitement de la légère douleur causée par la compression musculaire.

(1) Il va sans dire que pour éviter autant que possible le ballonnement, on aura dû la veille de l'exploration, débarrasser l'intestin par une purgation ou un lavement.

Du reste, il sera toujours mieux de faire l'examen comparatif des deux côtés, qui donne plus de netteté et de certitude.

Dans quelques cas où la pression postérieure ne donne pas de réaction, la pression bimanuelle a éveillé la douleur rénale, c'est surtout lorsque le rein, un peu mobile, n'est plus en rapport exact avec sa place normale, car il faut alors lui fournir un point d'appui pour l'empêcher de fuir devant le doigt qui, retenu par le ligament transverso-costal, ne peut pénétrer profondément dans l'angle costo-vertébral.

La douleur à la percussion permettrait même, d'après Lloïd, de reconnaître l'existence d'un calcul rénal; un coup sec dans la région lombaire provoquerait alors dans le rein une douleur aiguë comme celle que causerait un coup de couteau. Cette douleur ne se produirait pas avec la même intensité dans les autres affections rénales.

Il ne faut cependant pas se fier complètement à cette recherche de la sensibilité, son existence est fort utile pour le diagnostic, mais son absence n'est pas absolument rare, même lorsque le rein est fort altéré, et s'il n'existe pas de signes physiques ni aucune douleur spontanée, on peut se trouver dans le plus grand embarras pour savoir quel est le rein source du pus ou du sang que l'on constate dans l'urine.

Augmentation du volume. — Ballottement. — Nous avons vu au début de ce chapitre, et l'anatomie nous a permis de comprendre facilement que le rein normal n'était pas accessible par la palpation; à plus forte raison, lorsqu'il existe une diminution de volume, est-elle impossible à constater, et ni la percussion, ni la palpation ne peuvent même nous mettre à même d'affirmer l'absence du rein.

L'exploration médiate nous laisse donc désarmés dans ces deux cas où des notions précises seraient cependant si utiles à acquérir.

Par contre, grâce aux perfectionnements apportés à la palpation par M. Guyon, grâce à la découverte du *ballottement*, on peut dire qu'une augmentation de volume, même minime, sera le plus souvent perçue.

Au Congrès de Chirurgie français de 1886, M. Guyon appela l'attention sur ce signe dont il indiqua la valeur dans le diagnostic des néoplasmes du rein; l'année suivante, il fit publier par son interne Clado (1) une étude très complète sur ce sujet; depuis, on n'a cessé de rechercher ce signe dans le service de Necker, et jamais il n'a manqué dans les cas d'augmentation de volume et d'abaissement léger; jamais on ne l'a trouvé quand le rein avait sa position et son volume normal.

Sa constatation a de plus une véritable valeur diagnostique, par ce fait que les tumeurs volumineuses, nées ailleurs que dans le rein et envahissant secondairement la région rénale, ne peuvent le produire, car elles prennent point d'appui aussi bien sur la paroi antérieure de l'abdomen que sur la paroi postérieure, et dès lors ne sont pas dans les conditions nécessaires à la production du ballottement.

La position doit être la même que pour la palpation ordinaire, le malade couché sur le dos, dans la résolution musculaire la plus absolue, c'est-à-dire les jambes allongées, la bouche ouverte et respirant largement.

On place alors les deux mains dans la même attitude que pour la palpation bimanuelle; mais, comme il faut que l'extrémité des doigts de la main postérieure déprime la paroi pour imprimer le mouvement au rein, comme lorsque l'on obtient le ballottement, le rein est toujours légèrement abaissé, il nous semble qu'il n'y a pas autant d'importance à placer les doigts exactement dans l'angle de la côte et des vertèbres, car à ce niveau le ligament tendu empêcherait la paroi de se laisser déprimer.

Il est nécessaire cependant de placer la main assez haut, de manière à ne pas manquer le contact du rein; il faudra donc chercher du bout des doigts le point où la paroi devient dépressible, et c'est une notion que l'on acquerrera facilement.

Enfin, comme les malades ont une tendance invincible à creuser les reins, à se soulever quand le chirurgien place sa main sous la région lombaire, il faut s'assurer, avant de commencer la recherche,

(1) CLADO. *Bulletin médical,* 27 juillet 1887.

qu'ils se laissent bien aller, qu'ils reposent sur la main, et que la résolution musculaire est complète.

La main antérieure déprime alors légèrement la paroi abdominale, assez pour diminuer l'espace qui la sépare du rein, pas assez pour le supprimer, car il faut laisser un espace libre devant le rein, dans lequel il puisse se mouvoir; la dépression trop considérable des parois est donc une cause d'échec et peut empêcher absolument de percevoir le phénomène.

Les deux mains étant ainsi bien en place, le chirugien imprime de petites secousses à la paroi lombaire avec un ou deux doigts de cette main, et le rein soulevé par la paroi, vient caresser légèrement la main antérieure, s'il est augmenté de volume.

Guillet (1), dans sa thèse, compare la sensation ainsi perçue à celle du ballottement fœtal, quoique cependant le choc du rein soit moins sec et plutôt un simple frôlement.

Dans tous les cas, « ce que sent l'observateur est fort net, puisqu'il est immédiatement en mesure d'affirmer qu'il sent le rein, qu'il apprécie son volume, qu'il prend même une idée de sa forme et de sa consistance » (Guyon (2).

Pour apprécier le volume de la tumeur, il faut rechercher dans quelle étendue on perçoit la sensation de ballottement; on reconnaît de la même manière sa forme, et nous nous souvenons avoir senti parfaitement les bosselures de surface d'une tumeur maligne du rein, par ce procedé, alors que la palpation n'indiquait rien d'aussi net. On trouvera aussi, dans nos expériences cadavériques, l'indication d'un cas où le ballottement nous permit de reconnaître avec une exactitude assez grande les limites d'un rein augmenté de volume.

On peut être certain d'apprécier ainsi de très faibles augmentations de volume et de très légers déplacements, et l'observation XVIII, annexée à ce travail, est une preuve de l'exactitude des données fournies par ce procedé.

La recherche répétée du ballottement n'ayant donné aucun résultat chez cette jeune fille, dont les signes fonctionnels indiquaient

---

(1) GUILLET. *Des tumeurs malignes du rein*, th. Paris, 1888.
(2) GUYON, *loc. citat.*

une pyélo-néphrite gauche, M. Guyon affirma qu'il n'existait pas d'augmentation de volume du rein. Cependant une incision exploratrice fut faite sur les instances de la malade, et montra que le rein et le bassinet n'étaient en aucune façon dilatés.

Le ballottement se produit grâce à la brusquerie des secousses qui surprennent les muscles de la paroi et les dépriment; si le rein se met en contact avec la main antérieure, c'est donc sans quitter cependant la paroi postérieure, mais soulevé par elle. De l'existence du phénomène que nous venons de décrire, il ne faut donc pas déduire que le rein est mobile certainement, car le ballottement a été reconnu alors que le rein adhérait fortement à la paroi postérieure.

Les deux seules conditions nécessaires à sa production sont le contact absolu avec la paroi lombaire, et l'existence, en avant de la tumeur, d'un espace suffisant pour pouvoir être mobilisée d'arrière en avant.

Recherche de la mobilité. — Le ballottement rénal nous ayant mis à même de reconnaître l'augmentation de volume, comment devrons-nous rechercher la mobilité de l'organe?

Tout d'abord, disons que le rein peut se déplacer dans différentes directions ; on peut trouver de la mobilité lombo-abdominale, de la mobilité abdomino-lombaire, et de la mobilité abdominale (GUYON).

La *mobilité lombo-abdominale* est le ballottement; nous avons vu comment il fallait le rechercher et quels renseignements il fournissait.

La *mobilité abdomino-lombaire* est caractéristique des reins déplacés plus ou moins vers l'abdomen, elle consiste dans le retour absolu ou relatif d'une tumeur tout à l'heure abdominale dans la région lombaire ou à son contact. Comme la mobilité lombo-abdominale elle ne peut apppartenir qu'au rein; c'est en saisissant l'organe déplacé entre les deux mains et en le laissant s'échapper brusquement vers l'hypochondre sous leur pression combinée que M. Guyon apprécie le dégré de cette mobilité et la laxité des adhérences du rein à la paroi.

Suivant l'étendue du mouvement ainsi produit, il donne à cette mobilité deux degrés :

Premier degré. *Établissement du contact lombaire*, c'est-à-dire, possibilité pour la main placée dans le triangle costo-vertébral, de sentir la tumeur faire saillie à ce niveau, quand on la presse d'avant en arrière et de bas en haut avec une main placée sur l'abdomen. Ce premier degré se rencontre surtout dans les tumeurs un peu volumineuses, comme une hydronéphrose, par exemple, ou lorsque quelques adhérences, fixant le rein déplacé, l'empêchent de regagner complètement sa place.

Deuxième degré. *Réductibilité complète du rein*, lorsque sous l'effet de la pression combinée des deux mains, le rein rentre complètement dans sa loge et disparaît sous les fausses côtes dans la profondeur de la région lombaire, comme cela existe fréquemment dans les reins mobiles.

L'absence de mobilité abdomino-lombaire ne doit pas faire éliminer cependant l'idée de tumeur rénale, et dans un cas de rein flottant dernièrement opéré par M. Guyon, cette mobilité n'existait absolument pas. Le rein n'était pas réductible. Le chirurgien en conclut que des adhérences fixaient le rein déplacé, et, en effet, en opérant, on trouva un repli péritonéal, limitant les mouvements du rein.

Enfin la *mobilité abdominale* ne peut appartenir qu'au rein absolument flottant, elle peut être à la fois verticale et transversale, et les observations du rein flottant montrent quelle étendue ces mouvements anormaux peuvent atteindre.

Qu'on ne s'y trompe pas, pourtant, même dans le cas où le rein est le plus mobile il est rare qu'il soit pédiculé, et les observations de néphrectomies transpéritonéales pour reins mobiles sont instructives à cet égard. Lawson-Tait (1), dans une lettre au *Brit. Med. Journal*, déclare qu'il n'a jamais vu de rein avec un mésonephron, et les différents auteurs qui ont attaqué le rein par la voie abdominale, croyant le trouver absolument pédiculé, l'ont presque toujours rencontré mobile derrière le péritoine, mais non coiffé par lui.

(1) Lawson-Tait. *Brit. med.-journal*, 18 nov. 1882.

Une néphrectomie de M. Polaillon, à laquelle nous avons assisté, nous a montré quelles difficultés on pouvait rencontrer à cet égard. Voici en quels termes notre maître relatait l'opération :

« Le rein droit était si mobile, qu'il se rencontrait indifféremment dans toutes les régions du ventre et qu'on pouvait le saisir entre les doigts à travers les parois abdominales. J'en conclus, d'après l'opinion classique sur les reins flottants, qu'il devait avoir un long pédicule formé par les vaisseaux de hile et une gaine de péritoine. »

« Dès lors il aurait été difficile de l'extraire par la voie lombaire sans ouvrir la cavité péritonéale, et puisque cette ouverture était nécessaire, la voie la plus courte et la plus sûre paraissait la voie abdominale. »

« Je fis donc la laparotomie sur ligne médiane. Mais au lieu de trouver le rein pédiculé, je reconnus que l'organe se mouvait dans le tissu cellulaire très lâche de l'espace rétro-péritonéal et qu'il ne se comportait en aucune façon comme une tumeur pédiculée. »

« Pour le mettre à découvert, je dus attirer à l'extérieur une partie de l'intestin grêle, puis faire glisser le rein en dehors du côlon ascendant, jusque dans le flanc droit où il fut saisi et énucléé en déchirant le péritoine sur lui. »

La guérison se produisit en quinze jours.

La mobilité abdominale peut donc grandement tromper à ce point de vue, il est bon d'en être prévenu ; cela revient à dire avec M. Guyon, que le rein est un organe lombaire, qui, même dans ses déplacements, garde des rapports avec sa région habituelle, car il peut les reprendre en totalité ou en partie sous l'influence des manœuvres de l'exploration.

Le fait suivant est une nouvelle preuve de mobilité excessive sans mesonéphron.

OBSERVATION I

Incision exploratrice pour un rein mobile. — ANDERSON. — *Brit. med. journ.,* 1883, II, 917.

Incision abdominale pour reconnaître la nature d'une tumeur très mobile dans l'hypochondre droit.

(2) POLAILLON. *Acad. de Méd.,* 13 juill. 1886.

On reconnaît un rein flottant qui, quoique très mobile, n'avait pas de mésonéphron.

Guérison rapide de l'incision exploratrice.

Somme toute, la recherche de la mobilité abdominale ne diffère en rien de la palpation d'une tumeur quelconque de l'abdomen ; rien de spécial au rein dans ces manœuvres ; comme nous l'avons vu, au contraire, le ballottement lombo-abdominal, et la mobilité abdomino-lombaire ont une importance capitale pour le diagnostic.

De là l'utilité de reconnaître rapidement l'existence de la mobilité abdomino-lombaire même peu étendue.

Nous avons déjà indiqué que M. Guyon employait pour cette recherche la palpation bimanuelle, saisissant le rein entre les deux mains et le repoussant en haut vers sa place naturelle pour reconnaître l'étendue de sa mobilité. L'opérateur se place ici de même que pour la recherche de l'augmentation de volume, nous dirons simplement qu'il devra s'attendre à trouver le rein un peu plus en dehors, et par conséquent éloigner la main antérieure de la ligne médiane. Mais si la manière de placer les mains est la même, la position donnée au malade est souvent différente.

M. Guyon cherche en effet à mettre le malade dans la posture ou le déplacement aura son maximum d'étendue, et pour cela il le place dans trois positions différentes : *position demi-assise, position debout,* ou enfin *couché sur le côté sain.*

Nous avons examiné dans le service deux malades dont le rein peu déplacé était certainement plus appréciable quand la patiente était demi-assise, appuyée sur les oreillers, dans la position de lecture dans le lit.

Dans un autre cas, auquel nous avons déjà fait allusion, la station debout exagérait les symptômes et les rendait plus nets. Pour ce qui est du décubitus latéral sur le côté sain, nous étudierons plus loin l'avantage qu'il peut présenter en appréciant la valeur du procédé d'Israël.

Somme toute, M. Guyon n'a pas de parti pris à l'égard de la position à donner, et il la fait varier suivant les cas, dans le but d'appeler le déplacement du rein à l'aide de la recherche,

A côté de ce premier moyen de faciliter la palpation du rein déplacé, il en existe un autre, qui consiste à profiter des mouvements que la respiration transmet au rein par l'intermédiaire du diaphragme.

Il est certain que les mouvements respiratoires se transmettent au rein ; dans nombre d'observations les auteurs ont noté cette particularité. M. Guyon nous le faisait encore récemment constater sur un rein hydronéphrosé qu'il avait découvert par l'incision lombaire ; Israël (1) affirme que les tumeurs du rein peuvent être mobilisées par la respiration (*Voir plus loin*).

Ce moyen de diagnostic donné depuis longtemps entre les tumeurs du foie et celles du rein est donc erroné, et une tumeur animée de mouvements isochrones à la respiration peut aussi bien appartenir au rein qu'au foie.

Mais ce qui est absolument vrai, quand le rein est augmenté de volume, est moins constant quand il a gardé ses dimensions normales, et M. Guyon a quelquefois recherché ce signe dans des cas de faible déplacement sans augmentation de volume sans le rencontrer.

Cependant, le professeur de Necker conseille de profiter de ces mouvements, lorsqu'ils existent, pour chercher à palper le rein lors de son abaissement maximum.

Dans un travail récent, un médecin très distingué de Lyon, M. Glénard (2), considère au contraire ces mouvements de va et vient comme constants dans le premier degré de la « ptose » rénale et a basé sur ce fait un mode d'exploration, *la palpation néphroleptique*.

Voici d'ailleurs comment l'auteur lui-même a exposé son procédé dans une leçon fort intéressante pour ce qui nous occupe, faite à l'Hôtel-Dieu de Lyon, et reproduite dans le numéro du 23 avril 1887 de la *Province médicale :*

« La recherche du rein mobile comprend trois temps (3) :

« *Premier temps. Affût.* — Il faut placer les doigts de telle sorte

(1) Israel. Société de méd. interne de Berlin. *Revue des Sciences Médicales,* 1888.
(2) Glénard. *Province médicale,* 23 avril 87.
(3) Il s'agit d'un rein *droit.*

que si pendant l'inspiration quelque chose d'anormal est propulsé de haut en bas, on le sente passer entre les doigts, et on puisse le saisir ; pour y arriver, j'étreins largement et solidement de la main gauche, pouce en avant, médius en arrière, la zone des parties molles immédiatement sous-jacente au rebord costal. Les doigts forment ainsi un anneau étroit qui sera complété à sa partie interne, en arrière par la colonne vertébrale, en avant par la main droite ; celle-ci déprime en effet la paroi antérieure dans le prolongement de l'extrémité du pouce gauche qui se trouve à la hauteur et au-dessous de l'extrémité de la neuvième côte gauche. »

« Faisons inspirer profondément notre malade, nous sentons descendre quelque chose entre nos doigts, une masse encore indécise, rénitente, du volume d'une mandarine. Première constatation que j'exprime ainsi : «ptose» dans l'hypochondre droit, car à l'état normal les doigts ne doivent rien sentir descendre......»

Deuxième temps. Capture. — Ce temps consiste à saisir et à retenir la ptose entre le médius et le pouce gauches. Pour cela, après avoir placé ces doigts en tâtonnant, pendant deux ou trois inspirations, sur le trajet exact de descente, sur la piste que nous avons constatée, on porte le pouce le plus haut possible au-dessous du rebord costal, à la rencontre de la ptose, à mesure qu'on la sent descendre pendant l'inspiration ; lorsque la ptose paraît avoir atteint la limite inférieure de son incursion, on augmente brusquement la constriction exercée à travers les tissus par les doigts, en rapprochant le plus possible l'une de l'autre les extrémités du médius et du pouce gauches. Pendant ce temps, la main droite veille à ce que la ptose ne soit pas déviée vers la ligne médiane et n'échappe ainsi à la main gauche.»

« Chez notre malade où nous avons ainsi procédé, nous avons réussi à dépasser la ptose, à placer le pouce gauche au-dessus d'elle et à pincer entre ce doigt et le médius gauche, une région formant comme un sillon transversal déprimé. ».....

« Pendant que la ptose est ainsi captive, nous sentons par l'effort de compression que nous devons exercer au-dessus d'elle pour la maintenir, qu'elle est tirée de bas en haut et qu'il nous suffirait d'écarter un peu les doigts pour la sentir s'échapper entre eux. Nous profiterons de ce second passage pour apprécier les différents caractères de siège, de forme, de consistance, de volume, de sensibilité de la ptose. Ce sera le troisième temps de la palpation néphroleptique. »

« *Troisième temps. Échappement.* — Ce moment de la palpation consiste à écarter légèrement l'une de l'autre les extrémités du pouce et du médius gauches, et à abaisser en même temps la ligne de compression, la ptose remontera entre eux. Si alors après l'avoir examinée, on exerce une compression brusque au moment où on va la perdre, on pourra apprécier le degré de mobilité de la ptose dans l'hypochondre. »

« Nous opérons ainsi sur notre malade. La ptose remonte entre les doigts ; elle a bien le trajet, la forme, la consistance, le volume d'un rein, et sous l'influence de la petite pression brusque que nous exerçons à la fin, nous faisons sauter quelque chose qui s'échappe en haut, ce ressaut est visible à l'œil, et la malade surprise par cette petite secousse traduit sa sensation en disant que mes doigts ont fait sauter une « boule » dans son côté. »

M. Glénard arrive ainsi à reconnaître les différents degrés de mobilité du rein.

« Lorsque à la fin du temps d'affût, quand on espère saisir la ptose, on sent profondément un corps orbe, lisse, dur, du volume d'une noix qui, sous l'influence de la pression brusque exercée par les doigts, saute comme une bille et s'échappe en haut, laissant aux doigts une sensation analogue à celles qu'il éprouvent lorsqu'ils viennent de projeter par pression un noyau de cerise : C'est la pointe de néphroptose, ou néphroptose du premier degré, car on ne peut atteindre le rein à l'état normal ; celle du deuxième degré existe quand le rein peut être retenu entre les doigts sans que pourtant on atteigne le sillon et qu'on puisse comprimer les tissus au-dessus du rein ; si l'on peut le faire, ce sera la néphroptose du troisième degré, comme chez notre malade : c'est le rein mobile vulgaire ; — enfin la néphroptose du quatrième degré, c'est le rein flottant, c'est le rein qu'on sent par la paroi abdominale antérieure sans même y avoir songé...... »

« Je le répète, c'est la pulpe du pouce gauche qui dans ce diagnostic joue le rôle intelligent. »

En employant sa méthode sur un total de 1310 malades observés par lui à Vichy, M. Glénard aurait trouvé 148 cas de néphroptose, dont trois seulement avaient été dignostiqués par les médecins qui l'avaient précédé.

Si nous avons tenu à citer textuellement le travail précédent, c'est que la notoriété de son auteur donne une véritable valeur à ses affirmations, et que si on avait déjà cherché à palper le rein par pincement, avant lui, il a érigé ce procédé en méthode et en a exposé les principes avec clarté et précision.

Nous n'avons pas une habitude suffisante de la palpation néphroleptique pour porter un jugement sur la méthode de M. Glénard, et sur ce point, comme sur tout ce qui a trait à la palpation du rein en général, c'est la grande expérience de M. Guyon qui dirigera notre appréciation.

Le rein est plus rapproché de la ligne médiane qu'on ne le croit généralement, et le chiffre de neuf centimètres peut être pris comme une bonne moyenne, indiquant la distance où son bord externe se trouve de la ligne des apophyses épineuses. D'après les transfixions que nous avons faites à l'École pratique avec M. Guyon, cette limite correspondrait à peu près au bord externe du muscle droit de l'abdomen.

C'est donc très près de la ligne médiane qu'il faut porter la main, si l'on veut se mettre en contact avec la face antérieure du rein, et, quoique en se mobilisant il se dévie souvent un peu en dehors, cependant il reste toujours une distance assez grande qui le sépare du flanc.

On comprend donc que si la palpation par la méthode de Glénard est possible, quand on a affaire à un sujet maigre, ou dont le flanc est peu développé, elle deviendra bien plus aléatoire si le sujet est gras, ou même simplement si son abdomen n'est pas très souple.

L'examen des figures annexées à ce travail montrera aussi quelle saillie la onzième côte fait toujours dans le flanc, saillie constante, car cette côte n'est pas sujette aux variations de longueur signalées dans la douzième. C'est là encore un obstacle qui limite la dépressibilité des parties molles, et qui, surtout dans les cas où on cherche à se rapprocher le plus possible du thorax, vient s'appuyer contre la base du pouce et limiter sa pénétration.

De plus, ce procédé repose absolument, nous l'avons dit, sur ce fait que le rein déplacé suit toujours les mouvements du diaphragme et s'abaisse à l'inspiration ; or, rien n'est plus difficile que de constater cet abaissement dans certains cas, et chez une malade atteinte de prolapsus rénal accusé, que nous examinions dernièrement chez M. Morris, cet abaissement n'était rien moins que certain ; il nous paraît probable, que dans les cas où il se produit, on a toujours affaire à un rein non seulement mobile, mais augmenté de volume.

Enfin, et voici l'objection principale faite par M. Guyon à la palpation néphroleptique de Glénard, la recherche du rein n'est faite qu'avec une seule main ; la seconde main, en effet, n'a pour rôle que d'empêcher le rein de se dévier vers la ligne médiane, et le pouce seul remplit le rôle intelligent.

Il semble cependant que les sensations recueillies par la pulpe de plusieurs doigts seront toujours plus précises que celles que peut percevoir le pouce placé horizontalement sur l'organe à explorer, et qu'il n'y a pas lieu d'abandonner la palpation bimanuelle dans la recherche de la mobilité du rein.

Nous l'avons employée et vu souvent employer à notre maître, l'*affût*, la *capture* sont possibles par ce procédé, et chez la malade dont nous parlions tout à l'heure, la mobilité abdomino-lombaire était très facilement reconnue en faisant glisser en haut le rein pressé entre les deux mains.

Le travail de M. Glénard n'en garde pas moins un grand intérêt et une véritable utilité, en montrant la possibilité de reconnaître dès le début ces pointes de néphroptoses habituellement méconnues.

Aucune des méthodes que nous venons de décrire ne permet de reconnaître la consistance du rein non augmenté de volume et à sa place normale. Israël a décrit dernièrement un nouveau procédé qui, d'après lui, permettrait cette exploration. Il place le malade dans le décubitus latéral et profite des mouvements du rein synchrones à la respiration (1).

« Le malade est dans le décubitus latéral sur le côté non examiné, position où les muscles sont relâchés et où le rein exploré tend, de par son poids, à se porter en bas et en avant. Les membres inférieurs sont en légère flexion. Le patient respire largement, la bouche ouverte. Pour explorer la région gauche, le chirurgien se place à la droite du lit, la face tournée vers la tête du malade. Il met les doigts de la main droite à plat sur la région lombaire gauche; la main gauche sur le point correspondant de la paroi abdominale antérieure, de façon que le bout de l'index et du médius soit à deux doigts au-dessous du point de réunion des neuvième et dixième cartilages costaux. Puis, tandis que la main droite appuie sur la région lombaire, on fait faire aux malades des inspirations profondes et on appuie au moment où débute l'expiration. On appuie doucement, de la main mise bien à plat, en même temps que les doigts allongés font de légers mouvements de flexion dans les articulations métacarpo-phalangiennes. Le bout des doigts arrive ainsi peu à peu au-dessus de l'extrémité inférieure du rein, lorsque cet organe est dans la position la plus basse, c'est-à-dire à la fin de l'inspiration ; on sent l'organe s'élever pendant l'expiration, et c'est précisément ce léger mouvement qui permet la perception. Une fois l'extrémité inférieure atteinte de la sorte, on palpe la face antérieure, lorsque va commencer l'expiration, car c'est alors que la surface accessible est *maxima*. Les mouvements d'ascension et de descente font sentir avec netteté les irrégularités que peut présenter cette surface.

Israël insiste sur les mouvements synchrones à ceux de la respiration. Il les a aussi constatés pendant les néphrotomies. Il est erroné, par conséquent, de les considérer comme caractéristiques des tumeurs du foie et de la rate. »

« Par cette méthode, on peut palper le tiers inférieur ou même la moitié d'un rein normal. On sent alors un corps convexe, lisse, à bords mousses (ce qui est une différence avec le foie et la rate). Si,

(1) Israël. Ueber Palpation gesunder und Kranker Nieren, *Berlin. Klin. Woch.* 1889, n°, 7 et 8, p. 125 et 156 (Broca, *Gazette hebdomadaire,* 12 avril 1889.)

palpant à gauche, nous trouvons un organe à bord tranchant, nous saurons que c'est la rate que nous palpons, par conséquent, trop superficiellement et trop latéralement. Souvent, à droite comme à gauche, nous ne saurons exactement ce qui appartient au foie ou à la rate et ce qui dépend du rein que si nous réussissons — ce qui est le plus souvent possible — à introduire le bout des doigts entre les deux organes : la face palmaire touche le rein, et la face dorsale sent le foie ou la rate. Pour ces palpations subtiles, on n'arrive qu'avec le temps à une analyse exacte, en perfectionnant peu à peu cette analyse, par des explorations successives, à mesure qu'on enregistre des sensations nouvelles. »

« Israël rapporte quelques observations où il a eu recours avec succès à la palpation du rein sain. Ainsi, chez un garçon de quatorze ans, auquel, après vérification d'un côté, il a extirpé un sarcome rénal du côté opposé. Une autre fois, on lui a adressé une malade qu'on croyait atteinte de rein flottant : il a senti par le palper le rein non déplacé, isolé de la tumeur, et une incision exploratrice a vérifié qu'il s'agissait d'un lobe flottant du foie. »

« Voici deux faits relatifs à des inégalités de la surface antérieure du rein non hypertrophié. L'un concerne une femme de trente-cinq ans, maigre, chez laquelle fut sentie une bosselure dure dans l'extrémité inférieure du rein droit; la dureté fit penser à un calcul qui fut enlevé par la néphro lithotomie. La malade mourut et à l'autopsie il fut reconnu que le rein n'avait que onze centimètres de long. L'autre observation est bien plus importante. Sur un homme de vingt et un ans, atteint d'hématuries profuses, Israël sentit sur le rein gauche une petite élevure qui en quatre semaines acquit le volume d'une demi-cerise : cet accroissement fit diagnostiquer un cancer, vérifié après néphrectomie. Et vingt-deux mois après cette opération, d'une grande précocité, il n'y a pas de récidive. »

Nous n'avons pu étudier aussi complétement que nous l'aurions désiré la méthode d'Israël, cependant nous avons tenu à faire quelques essais à ce sujet et nous avons palpé comparativement, par ce procédé et la palpation bimanuelle dans le décubitus dorsal, un certain nombre de malades du service de M. Guyon, les uns avec reins supposés sains, les autres avec des altérations rénales.

Sur sept malades atteints de pyélonéphrite ou de rein déplacé, nous avons fort bien senti le rein par cette méthode, et sur certains d'entre eux nous avons reconnu une augmentation de volume qui certainement est faible, mais nous devons ajouter que le ballottement, recherché ensuite dans ces différents cas, nous a toujours donné des renseignements aussi exacts et même souvent plus nets que la palpation dans le décubitus latéral. De plus, nous avons reconnu que sur ces sept reins hypertrophiés, deux au moins ne suivaient pas d'une manière appréciable les mouvements respiratoires.

Dans tous les cas où nous avons cherché à palper le rein sain, nous avons échoué, sauf chez une femme à parois abdominales lâches, chez laquelle nous avons nettement senti l'extrémité inférieure du rein droit, mais dans ce cas le ballottement indiquait aussi ce léger abaissement.

Nous sommes donc, ce nous semble, en droit de conclure que la palpation dans le décubitus latéral ne permet pas plus que la palpation dans le décubitus dorsal d'atteindre le rein lorsque celui-ci n'est ni abaissé, ni augmenté de volume. Par contre, nous avons remarqué que le bord inférieur du foie devenait très facile à sentir quand le sujet est ainsi placé.

Lorsque le rein est augmenté ou abaissé, la palpation dans le décubitus latéral permet certainement de le palper assez facilement quand les parois abdominales sont souples; le ballottement conserve cependant, même dans ce cas, l'avantage très grand de donner des renseignements, même quand le sujet a des parois infiltrées de graisse.

Avant de terminer l'étude de la palpation du rein, nous dirons un mot d'une méthode un peu brutale qui doit rentrer dans les méthodes médiates d'exploration du rein : nous voulons parler de l'exploration par le rectum.

Ce procédé a été mis en pratique en Angleterre, et sir Spencer Wells (1), dans une discussion de la Medical Society, dit qu'en introduisant la main entière dans le rectum, il a une fois senti un

(1) SPENCER WELLS. *Brit. medic. journal.* 1884. II. 1,075.

calcul dans le rein. Il engage à avoir recours à ce mode d'exploration. Dans une des observations de Morris, le Dr Coupland essaya
aussi de ce procédé, mais sans pouvoir introduire la main dans le
rectum. C'est là un procédé qui semble difficilement utilisable,
et le mieux est peut-être, à ce point de vue, d'en rester à la conclusion de Morrant Baker, qui dit avoir renoncé à l'employer après
avoir vu un autre chirurgien déchirer complètement le rectum en
faisant pénétrer la main avec une force trop grande.

Nous avons pu nous renseigner complètement par l'exploration médiate sur la sensibilité, le volume, la mobilité, la
forme même du rein, mais en même temps nous avons constaté
l'impuissance des moyens à notre disposition pour reconnaître la
diminution de volume ou l'absence. La consistance ne pourra non
plus bien souvent être précisée (1), et la palpation, tout en permettant
de reconnaître que le rein est augmenté de volume, ne révèle pas
souvent la fluctuation lorsqu'une collection liquide occupe le rein ;
pour acquérir des notions exactes sur ces différents points, il sera
donc nécessaire de recourir à la ponction ou à l'exploration directe
dont l'étude est le but principal de ce travail.

b) **Ponction exploratrice**

Il semble que dans les cas difficiles, où la consistance du rein
est impossible à apprécier, la ponction exploratrice à travers les
téguments doive rendre de grands services, pour faire reconnaître
la nature d'une tumeur rénale; elle a été nombre de fois tentée
dans ce but, mais à part les cas où le diagnostic s'imposait en
quelque sorte, elle a rarement donné des résultats.

M. Guyon a fait trois ponctions dans des cas douteux, toujours sans résultats ; dans un quatrième cas de tumeur rénale, on
retira de l'urine, mais le diagnostic d'hydronéphrose s'imposait
sans cela.

Newman (2) donne une grande valeur diagnostique à la ponction
aspiratrice dans le diagnostic des différentes tumeurs liquides, car

(1) On a senti parfois des calculs dans le rein, soit isolés, soit heurtant les uns
contre les autres, mais c'est là une exception sur laquelle il ne faut pas compter.

(2) Newman. *Lectures to pactitionners on the surgical diseases of the Kidney*, 1888

l'examen seul du liquide permet de reconnaître une hydronéphrose, une pyonéphrose ou un kyste hydatique du rein. Par contre il lui refuse toute importance dans le diagnostic des tumeurs solides.

Pour Morris (1) la ponction ne doit être faite que lorsqu'une tumeur liquide soulève la paroi. Quand aucun signe particulier, aucune saillie, aucune décoloration des téguments ne vient modifier la conduite à tenir, il donne les points de repère suivants.

A gauche, ponctionner à un pouce (2 cent. 1/2) en avant du dernier espace intercostal.

A droite ce serait trop haut, car on traverserait probablement le foie ; de ce côté, le meilleur point à choisir est à mi-chemin entre la dernière côte et la crête de l'ilium, à deux pouces ou deux pouces et demi (3 à 4 centimètres) derrière le niveau de l'épine antérieure et supérieure de l'os iliaque.

Newman ajoute à des indications à peu près identiques le principe de diriger la pointe de l'aiguille en dedans.

L'opération ne présente pas, d'après eux, de véritable danger en général ; pourtant, si elle est faite trop en avant, à un endroit où le péritoine n'est pas adhérent, une partie du contenu du kyste peut s'échapper dans la cavité péritonéale au moment où on retire la canule, et cet accident s'est montré mortel dans plusieurs cas.

Il faut aussi examiner avec soin la région pour reconnaître la place du côlon, adhérent en général à la tumeur et en avant d'elle ; enfin il ne faut pas pénétrer trop profondément en dedans, car le trocart peut atteindre alors quelque vaisseau sanguin important et causer une hémorragie dangereuse, sinon fatale.

Il est évident que lorsqu'on soupçonne une hydronéphrose, ce moyen de confirmer le diagnostic pourra être employé, d'autant plus qu'il peut avoir une action utile, quelquefois même curative. On pourra aussi, dans les cas douteux, s'assurer de l'état du rein en utilisant les artifices ingénieux employés par Chauffard (2).

Pour reconnaître si un rein hydronéphrosé fonctionnait encore,

____

(1) MORRIS, *Surgical diseases of the Kidney*, 1885.
(2) CHAUFFARD. *Bullet. Soc. méd. des hôpitaux,* p. 170, 1888.

il donna du salicylate de soude à sa malade et le retrouva dans le liquide extrait de la tumeur par une ponction capillaire ; ensuite, pour savoir si l'uretère était resté en partie perméable, il injecta dans la poche rénale une solution de fuchsine qui, en colorant les urines rendues, prouva que la cavité communiquait en partie avec la vessie.

Dans un cas où il soupçonnait une extravasation urineuse périrénale après un traumatisme, May Bennett a retiré grand profit d'une ponction qui a non-seulement éclairé le diagnostic, mais agi comme traitement.

OBSERVATION II (Résumée)

Traumatisme du rein. — Rétention d'urine dans le rein, probablement par compression de l'uretère par urine et sang extravasés. — Ponction. — Guérison, par MAY BENNETT, *Brit. M. journ.,* 1883, p. 109.

Malade reçoit coup de pied sur rein gauche, hématurie d'abord, puis rétention d'urine de ce côté.

Ponction exploratrice au niveau du bord externe du sacro-lombaire ; on pénètre à plusieurs pouces de profondeur, on extrait sept onces (190 grammes) de liquide sanguin et urineux. Le cours de l'urine se rétablit immédiatement et le malade guérit.

L'obstruction devait être due à une compression de l'uretère, par une poche d'urine extravasée par rupture légère du rein ou du bassinet.

Longue observation. Discussion détaillée.

Dans les cas vraiment difficiles, et dont nous nous occuperons surtout dans la suite de ce travail, car ce sont ceux qui demandent le plus un diagnostic exact et rapide ; lorsque le rein est peu augmenté de volume ; quand on soupçonne un rein calculeux, par exemple, peut-on se fier à la ponction exploratrice à travers la paroi ?

Barker le soutenait en 1880, et il a publié un cas où il a ainsi rencontré un calcul, il trouve même étrange que l'on n'ait pas employé plus tôt ce moyen facile de diagnostiquer les calculs rénaux.

Barlow et Godlee ont aussi découvert par ce procédé la nature d'une petite tumeur, faisant saillie entre la douzième côte et la crête iliaque, ils ont reconnu facilement le calcul sur lequel la pointe du trocart est venue buter.

OBSERVATION III

Un procédé de diagnostic de calcul du rein, — *Ponction.* — BARKER, *Lancet,*
vol. I, p. 681, 1880.

Femme ayant une tumeur pas très grosse, mobile, dure; douleurs à la palpation ; ni pus ni sang dans l'urine.

Diagnostic, tumeur, tuberculose ou calcul.

On donne le chloroforme, puis, avec une longue et fine aiguille d'aspirateur, on pénètre entre la crête iliaque et la dernière côte. A deux doigts de profondeur, l'aiguille rencontre un calcul reconnu au bruit.

On extrait avec l'aspirateur deux drachmes de pus épais et jaune, sans odeur.

A la suite, diminution de la douleur et de la fièvre, amélioration. Toujours pas de sang dans l'urine.

Ensuite l'état général baisse, les forces diminuent, les douleurs augmentent, la malade refuse une nouvelle opération.

L'auteur pense qu'il fallait enlever le rein, ce qu'il juge moins dangereux que l'extraction du calcul.

Le point indiqué pour la ponction est l'extrémité inférieure du rein.

Il semble étrange que cette méthode facile de faire le diagnostic des pierres rénales n'ait pas été employée avant le cas actuel.

OBSERVATION IV (Résumée)

Calcul reconnu par ponction à travers les téguments. — *Néphrectomie abdominale.* — *Mort.* — BARLOW et GODLEE, *Trans. of. Clinic. Societ.,* vol. XV, page 134.

Femme alcoolique, 57 ans. Vingt-sept ans auparavant avait rendu petit calcul, pyurie, douleurs rénales irradiées vers les jambes. Fièvre. Miction fréquente.

Entre douzième côte et crête iliaque, tumeur un peu mobile, ronde et lisse dans son ensemble ; à sa partie antérieure, proéminence dure et lisse ; avec aiguille d'aspirateur on trouve que c'est un calcul.

Néphrectomie abdominale. Mort en vingt-quatre heures.

Malgré ces succès, nous sommes assez sceptique sur l'utilité des ponctions exploratrices dans ces circonstances ; même lorsque le rein est mis à nu par une incision, il est si facile de méconnaître un calcul, qu'il faut une chance singulière pour faire un semblable diagnostic à travers la paroi.

D'ailleurs, Barwell (1), Olshausen, Morris, Barker (2) revenu de sa première opinion, enfin Guyon, préfèrent l'incision exploratrice à ces tentatives inutiles et dangereuses.

(1) BARWELL. *Brit med. journal,* 1881, t. I, page 642.
(2) BARKER, *id.*

Nous avons trouvé plusieurs observations de faits où des ponctions à travers la paroi ont laissé méconnaître un nombre considérable de calculs. Qu'il nous suffise de citer le cas de Bilton Pollard, qu
fit plusieurs ponctions sans rencontrer aucun calcul, et qui, par la
néphrotomie, retira quarante-cinq calculs de ce rein où la ponction n'avait rien décelé.

OBSERVATION V

Calculs nombreux méconnus par ponctions. — BILTON POLLARD. *Pathol.
Societ. of. London, Brit. Med. Journ.,* fév. 1885, 435.

Montre un carcinome du rein avec dilation. Malade, 40 ans. Signes de
coliques néphrétiques depuis six mois, amaigri.

A l'examen, tumeur dans la région lombaire gauche, fluctuante en un
point. Urine acide, ni pus, ni sang.

Rein exploré en enfonçant des aiguilles dans la région lombaire, on ne
rencontre aucune pierre. Cependant, on fait néphrotomie et on retire
quarante-cinq calculs avec une grande quantité d'urine purulente. Mais l'état
général ne s'améliore pas, quoique les douleurs soient soulagées, et la tumeur
ne s'affaisse pas.

Malade mort de faiblesse deux mois après l'opération.

Rein gauche cancéreux et rempli de kystes renfermant de nombreux
calculs.

Enfin, Guillet (1) cite le fait suivant de Heussner dans un kyste
hydatique du rein.

« La laparotomie, faite quelques jours après la ponction exploratrice, permit de constater que le gros intestin avec son mésocôlon
occupait l'angle inférieur de la plaie ; ce dernier coiffait la tumeur
et renfermait entre ses feuillets plusieurs gros vaisseaux, qui
auraient bien pu être lésés pendant la ponction et entraîner une
hémorragie interne rapidement mortelle. »

Par conséquent, quand les signes recueillis par l'examen médiat ne
seront pas suffisants pour éclairer le diagnostic, lorsqu'il y aura
intérêt à s'assurer de l'état du rein, au point de vue d'une intervention qui gagnerait à être précoce, il ne faudra pas s'attarder aux
ponctions qui sont infidèles dans leurs résultats, mais en venir de
suite à l'incision exploratrice, dont nous allons étudier maintenant
les indications et le manuel opératoire.

(1) GUILLET, *thèse* 1888.
(2) HEUSSNER. *Deutsch. medic. Woch.* 1884, page 49.

CHAPITRE III

EXPLORATION DIRECTE — INCISION EXPLORATRICE

I. — Indications

Nous avons décrit, dans les chapitres précédents, les procédés d'exploration médiate qui permettent au chirurgien de reconnaître d'une façon certaine la sensibilité du rein, son augmentation de volume et ses déplacements ; lors donc qu'on a affaire à une lésion se caractérisant par l'un de ces signes, le diagnostic se fait en général sans recourir à d'autres moyens.

C'est donc rarement que dans les tumeurs très développées, dans les hydronéphroses ou les pyonéphroses avancées, on aura besoin d'un autre moyen de diagnostic, et dans ce cas, on aura toujours recours à la ponction.

Si dans une semblable affection on fait une incision jusqu'au rein, c'est dans un but curatif, c'est la néphrotomie comme méthode de traitement et non de diagnostic.

Nous éliminons absolument ces cas qui sortent du cadre de notre travail, et nous ne nous occuperons ici que des incisions faites sur le rein dans un but de diagnostic.

La constatation de l'absence du rein, la diminution de son volume et l'appréciation de sa consistance ont à peu près complètement échappé aux procédés de diagnostic que nous avons indiqués jusqu'ici, et le seul moyen d'acquérir des notions précises sur ces points est de découvrir le rein et de faire un examen direct de l'organe.

Mais, faire une incision jusqu'au rein, est toujours une opération sérieuse, grave même; il faut donc, pour qu'il puisse être recommandé et adopté généralement, *que ce mode de diagnostic présente une utilité incontestable et que sa gravité ne soit pas telle
qu'elle fasse courir au malade des risques disproportionnés avec le
bien à en retirer.* Avant donc d'indiquer le manuel opératoire et de
discuter la voie à suivre, nous allons chercher à établir les deux
propositions précédentes, en nous basant sur les faits que nous
avons pu recueillir et sur l'opinion des auteurs les plus autorisés.

Nous dirons tout d'abord que cette intervention nous semble justifiée : 1° Dans le cas de diagnostic douteux où l'on hésite entre un
calcul du rein, un rein tuberculeux ou une tumeur rénale
au début, entre une pyélonéphrite calculeuse ou une suppuration d'autre origine ; 2° Dans certains cas d'anurie ; 3° Dans
les traumatismes sous-cutanés du rein; enfin 4° pour permettre de reconnaître l'existence du rein opposé avant certaines
néphrectomies. Bien d'autres affections du rein peuvent néces-
siter une néphrotomie, mais elle est alors pratiquée dans un but
thérapeutique, le diagnostic étant fait, et nous voulons nous en
tenir ici aux cas où l'opération a pour but d'assurer le diagnostic.

*1° Utilité de l'incision exploratrice du rein dans le diagnostic du
calcul rénal et de la pyélite calculeuse et tuberculeuse.*

Le diagnostic du calcul rénal est souvent des plus difficiles,
Morris (1) et Belfield (2) ont appelé l'attention sur les signes divers qui caractérisent le calcul au début, et aussi sur les symptômes qui peuvent le masquer et faire errer le diagnostic.

Il faut tout d'abord bien faire la part de ce qui revient à chaque
organe, et Belfield cite des malades traités pour du lumbago, de la
sciatique, une coxalgie, et surtout de la cystite, longtemps avant que
l'on ne soupçonne la véritable origine des lésions. Il cite même une

---

(1) Morris. On some points in the surgery of the Kidneys. *Medical society Pro-
cedings.* Vol. VIII.

(2) Belfield. Digital exploration of the Kidney. *N. York. med. record.* 1887.

malade à qui un chirurgien anglais extirpa les deux ovaires sans amener aucun soulagement, et qui fut guérie par l'ablation d'un calcul du rein.

La simple acidité de l'urine chez un goutteux peut, nous dit Morris, provoquer des symptômes simulant absolument ceux du calcul : albuminurie, hématuries légères, un peu de pyurie, et jusqu'à une douleur sourde, jamais aiguë il est vrai, dans le testicule.

Un traitement alcalin énergique et un peu prolongé permettra le diagnostic en faisant disparaître ces symptômes.

Quoique l'hématurie soit un bon signe de calcul du rein, il ne manque pas d'affections rénales de toute sorte, ou même d'affections générales qui peuvent la provoquer; de plus elle peut faire défaut complètement, dans un cas de calcul rénal.

Supposons une hématurie de cause quelconque se produisant chez un malade très nerveux ou hystérique et les signes du calcul peuvent être absolument simulés.

Les signes habituellement attribués à la cystite peuvent fort bien être causés par une pyélite; c'est surtout dans la tuberculose rénale, où la douleur lombaire est peu marquée, que les signes vésicaux peuvent masquer la pyélite et, en six mois, Belfield (1) a vu cinq cas semblables. M. Guyon, dans son cours de la Faculté, de l'année 1888, a insisté également sur ces cas de cystalgie réflexe.

Lors donc qu'on se trouve en présence d'un malade, chez qui la fréquence de la miction et la pyurie font penser à de la cystite, ne pas se hâter de conclure, et penser que le pus peut venir de plus haut et la douleur du col être causée en partie par les examens répétés que l'on fait subir à la vessie.

La douleur lombaire provoquée par la pression aidera beaucoup au diagnostic et, bien souvent, nous avons vu M. Guyon démontrer ainsi l'origine rénale du pus contenu dans l'urine, alors que les signes physiques faisaient penser tout d'abord à une cystite.

De même les affections des voies urinaires inférieures peuvent donner le change. Morris (2) cite un homme qui avait une douleur

(1) BELFIELD, *loco citato.*
(2) MORRIS, *loco citato.*

vive, rénale et inguinale, avec des mictions fréquentes ; le toucher
rectal et le cathétérisme donnèrent la sensation d'une induration au
niveau de la prostate, avec une certaine douleur dans cette région.
On refusa de faire l'incision exploratrice du rein ; quelque temps
après cet homme revenait avec un abcès de la prostate.

Les calculs vésicaux méconnus peuvent aussi tromper, et le chirurgien de Middlessex Hospital nous a rapporté trois cas où des
malades, dont la vessie avait été examinée par quelques-uns des
meilleurs chirurgiens de Londres étaient venus le trouver en lui
demandant d'explorer leur rein. Avant de procéder à une incision
exploratrice, Morris crut utile de faire un nouvel examen de la
vessie, sous le chloroforme et après un lavage soigné ; il découvrit
ainsi trois fois des pierres volumineuses, qui avaient été méconn-
nues, pense-t-il, grâce à la grande quantité de pus et de matières
glaireuses qui les recouvraient.

Il y a donc une importance capitale à s'assurer à plusieurs reprises
de l'intégrité de la vessie à ce point de vue avant d'opérer sur le
rein.

Mais la plus grande difficulté de diagnostic est entre le rein tuberculeux au début et le calcul rénal. Les signes en sont bien souvent
presque identiques pendant longtemps.

« Quand on trouve, dit Morris (1), chez une personne strumeuse,
de la fréquence de la miction, avec une urine un peu purulente,
mais acide, sans hématurie, la tuberculose est probable ; mais
quand il existe avec cela des hématuries et des douleurs aiguës
lombaires et testiculaires, chez une personne paraissant saine d'autre part, c'est l'hypothèse de calcul qui doit être admise. »

Malgré cette différence de signes, ce diagnostic est souvent bien
difficile, et c'est surtout pour le faire que l'on a eu recours à l'incision exploratrice qui a permis de juger et d'agir en pleine connaissance de cause.

Il faut savoir d'ailleurs que les deux affections peuvent être
concomitantes et qu'un calcul peut se rencontrer dans un rein
tuberculeux au début; ce ne serait qu'une raison de plus pour inter-

(1) Morris, *loco citato*.

venir vite, car la présence du calcul hâte la désorganisation du rein, et par conséquent ce n'est qu'un encouragement nouveau à faire le diagnostic rapidement.

Dans la pyélite ordinaire, d'après C. Lucas, le pus est très abondant par rapport aux douleurs ; dans la pyélite calculeuse, les douleurs sont très violentes alors que le pus est en petite quantité dans l'urine.

Somme toute, le diagnostic du calcul rénal déjà difficile quand la suppuration s'est établie, l'est encore bien plus au début ; le rein est normalement placé, sa consistance semble normale, et pourtant, les signes fonctionnels font penser à une pierre ; n'y a-t-il pas là indication d'intervenir, même lorsque rien dans l'urine ne montre l'existence d'une suppuration rénale.

« Les anciens chirurgiens, dit Newman (1), se considéraient comme ayant fait leur devoir quand ils avaient ouvert un abcès du rein saillant à l'extérieur, alors que le rein avait été détruit par la suppuration ; le chirurgien d'aujourd'hui doit essayer, et réussir à faire quelque chose de plus. Il doit viser, non pas seulement à sauver la vie de son malade, mais aussi à préserver de la destruction les tissus sécréteurs de l'organe atteint. Quoique cela ne soit pas toujours possible, cependant, on doit au moins le tenter en opérant aussitôt que l'on peut faire un diagnostic sérieux. »

D'ailleurs, le risque n'est pas le même dans les deux cas, et les statistiques le prouvent facilement. Tandis que l'on voit une mortalité élevée frapper les opérations sur les reins suppurés, les opérations sur le rein sain sont presque sans dangers.

La mortalité des néphrolithotomies dans des reins suppurés est de 83 % par la voie abdominale, de 39.6 % par la voie lombaire ; tandis que sur quarante-deux cas d'opération pour calculs sans suppuration encore établie, il n'y a pas eu une seule mort. (Newman.)

Belfield (2) insiste sur ce fait que les chances de shock fatal sont grandement diminuées si on opère de bonne heure avant

---

(1) Newman, *loco citato.*
(2) Belfield, *loco citato.*

que le malade ne soit fatigué et la destruction de tissu rénal étendue.

Cette proposition est prouvée, dit-il, par ce fait que, tandis que environ 18 % des deux cent cinquante néphrectomies rapportées sont morts de shock, vingt-quatre ablations de reins sains sur des personnes saines, faites soit pour blessures de la région lombaire ou de l'uretère, soit pour rein mobile, n'ont pas entraîné une seule mort par shock.

Au début de la méthode antiseptique, en 1869, Smith et Annandale (1) avaient pensé inciser sur le rein dès que la présence d'un calcul était soupçonnée et dès que cela devenait utile au diagnostic, mais leurs tentatives n'avaient pas été suivies de résultats.

Gunn et Durham en 1870, Annandale en 1875, puis Lente et Barbour (2) incisèrent aussi jusqu'au rein ; mais, quoique leurs tentatives aient toutes été suivies de soulagement, et que les malades se soient bien remis de l'opération, dans aucun cas on ne trouva de calcul.

C'est véritablement Morris qui, le premier, a érigé en principe et pratiqué cette indication d'opérer de bonne heure, et c'est lui qui, le premier, le 11 février 1880, a incisé un rein non suppuré dans le but d'en extraire un calcul, et a réussi dans son intervention.

Obsertation VI (Résumée)

Un cas de néphrolithotomie ou l'extraction d'un calcul d'un rein non dilaté.
Henry Morris. *Clinical. Soc.*, 22 octobre 1880, *Brit. Med. Journ.*, oct. 1880, p. 109 (3).

Maria M..., 19 ans, souffrait depuis huit ans de douleurs du côté droit, accompagnées de temps en temps d'une sensation de mal de cœur et même de vomissements.

En décembre 1878, ces signes deviennent plus prononcés, l'urine se colore en foncé et les douleurs deviennent si fortes qu'elle ne peut plus travailler.

En avril, elle est admise au Middlessex Hospital et son état s'améliore par le repos.

(1) Annandale. *Edinburg méd. journ.* 1869.

(2) Morris. A case of nephrolithotomy. *Clinic. Society transact*, 1881.

(3) Première incision faite pour chercher un calcul dans un rein non suppuré et ayant réussi.

Elle rentre ainsi plusieurs fois après des fatigues, et son urine devient aussi colorée que du porter.

En septembre 1879, l'urine devient acide, sans autres matières anormales que du sang ; violentes douleurs dans la région lombaire droite, sans gonflement dans cette région.

L'urine s'éclaircit encore, mais les douleurs de rein ne diminuent pas.

Cette fille était très désireuse que l'on prît quelque mesure radicale pour la soulager, et il semblait injuste de lui refuser la chance d'amélioration qu'une opération pouvait donner. En conséquence, elle fut apportée à l'amphithéâtre, le 11 février. Il était entendu qu'on ferait une incision jusqu'au rein droit, que le rein serait examiné avec le doigt dans la plaie, que si cela était nécessaire on le ponctionnerait avec une fine aiguille exploratrice, mais que le rein lui-même ne serait pas sectionné, à moins qu'on ne trouvât des raisons d'agir ainsi.

La malade endormie, l'incision oblique fut faite dans la région lombaire droite comme pour la colotomie ; après avoir traversé les muscles et les aponévroses, le tissu graisseux habituellement vu dans la colotomie, fut découvert et fut écarté par trois rétracteurs de Croft, un placé sur chaque lèvre de la plaie et l'autre tirant en dedans le carré des lombes et la masse sacro-lombaire.

Cela fait, on vit une enveloppe fibreuse fine, mais très distincte ; en l'incisant, une masse de tissu graisseux, mou, jaune pâle, fit hernie à travers l'orifice. Ce tissu graisseux, qui présentait une grande différence de couleur et de texture avec la graisse qui entoure le côlon, fut écarté, et l'index de la main droite fut poussé jusqu'à la face postérieure du rein.

Ma main gauche, placée sur la partie antérieure de l'abdomen, me repoussait le rein en arrière dans la région lombaire, et mon index droit découvrit presque immédiatement quelque chose d'arrondi, gros comme l'extrémité non taillée d'un crayon, causant une petite irrégularité à la surface du rein, en un point juste un peu derrière le hile.

On essaya alors, en retirant le doigt et en replaçant les rétracteurs, de mettre le rein à portée de la vue ; mais, à cause de la profondeur de la région et de la quantité de graisse qui la remplissait, cela fut absolument impossible.

J'introduisis donc de nouveau mon index droit et, avec un bistouri boutonné droit, passé le long de lui, j'incisai la substance rénale au point qui faisait saillie, le rein étant maintenu fermement appliqué contre la région lombaire par la main de l'interne, qui appuyait sur l'abdomen.

Un léger grattement de la pointe du doigt, après avoir retiré le bistouri, amena facilement une pierre qui glissa dehors par la plaie extérieure.

Il était très facile de sentir le point où la substance du rein recouvrait l'extrémité en entonnoir de l'uretère, mais comme le bassinet était vide, pas augmenté de volume, et que le calcul ne pouvait être senti par là, on ne s'en occupa pas.

On ne fit pas de tentative pour examiner la face antérieure du rein. Il n'y eut aucune hémorragie de quelque importance. Plaie fermée par trois points de suture en soie.

Un drain en os décalcifié fut introduit dans la partie inférieure de la plaie, et le pansement fut maintenu par un bandage de corps.

La pierre, qui est framboisée, pèse 31 grains (2 grammes); elle est triangulaire et aplatie : les deux coins de sa base faisaient saillie probablement dans le calice, où elle était fixée, tandis que la surface polie et mousse de son sommet était opposée aux papilles des pyramides correspondantes et au courant d'urine qui en venait.

Le soir de l'opération, on change le pansement qui est très mouillé; pas d'hémorragie, plaie en bon état.

Le lendemain, température à 1 h. 30, 100 (38º), à 5 h., 103,4 (39º,5); depuis ce moment la température tombe graduellement jusqu'au 22 février, où elle est à 97 (37º).

Pendant les cinq premiers jours après l'opération, on change le pansement trois fois par jour, et les draps deux fois par jour, à cause de l'écoulement abondant d'urine par la plaie. Un peu de douleur de ventre limitée à la région lombaire droite et iliaque.

La malade, ayant un peu de bronchite, ressentait à la toux un peu de douleur le long de l'uretère descendant vers l'aine.

Le 14 février, on retire les points de suture, la plaie est en bon état, le tube à drainage est fortement adhérent aux tissus voisins. La malade urine volontairement par l'urètre sans difficulté; jusqu'à ce moment elle avait été sondée par mon ordre, mais sans que ce soit nécessaire.

Le 27 février, la plaie est presque fermée, à l'exception d'une fistule assez large pour admettre la pointe d'une pince à pansement.

Après des alternatives de fièvre et de bon état général, durant lesquelles l'urine cesse progressivement de s'écouler par la plaie, la malade quitte l'hôpital le 30 avril. A ce moment, et surtout quelque temps après, la fistule ne donne plus passage à de l'urine, mais seulement à un peu de pus.

Mai 1881. Il existe encore une petite fistule qui donne un peu de pus, la malade est en très bonne santé et fait son métier de domestique.

Cet exemple était encourageant, il a été fructueux, et actuellement la néphrolithotomie, faite d'une manière précoce, est entrée complètement dans la pratique.

Les faits se sont multipliés, la statistique de Newman en est la meilleure preuve. Le diagnostic et le traitement précoce du calcul rénal, c'est le succès presque assuré; les délais à se former une opinion, et par suite à agir, entraînent non seulement de grandes souffrances pour le malade, mais des risques énormes si une opération devient nécessaire, lorsque des changements de structure importants se sont produits dans le rein.

Tous les chirurgiens anglais ont suivi les conseils de Morris ; Bryant, Barker, Clément Lucas, May Bennett en Angleterre,

Gross et Belfield en Amérique, Guyon et Le Dentu en France,
sont maintenant partisans décidés de l'intervention de bonne
heure, permettant le diagnostic et le traitement en temps utile,
lorsque la présence du calcul soupçonné est constatée.

Le Dentu (1) déclare avoir fait trois fois cette exploration, et
en avoir retiré grand profit, il croit à la bénignité absolue de
l'opération et à sa grande utilité.

Barker (2), dans une communication au septième congrès de chi-
mie, après avoir déclaré que la palpation est inutile dans le diagnostic des calculs au début, engage beaucoup à recourir à
l'exploration directe faite avec prudence mais largement. Il insiste sur le fait qu'il est nécessaire de faire un diagnostic
rapide et une opération de bonne heure, alors que la santé du malade est moins altérée que dans les cas avancés.

Goodhart (3), dans une discussion de la clinical Society, croit
aussi que l'incision exploratrice devrait toujours être faite de
bonne heure, car, même dans les cas où une néphrectomie sera
nécessaire plus tard, cette incision ne peut nuire.

Gross (4), dans son travail sur les indications de la néphrectomie,
déclare que lorsque les signes fonctionnels font soupçonner un
calcul rénal, il faut faire sans plus attendre une incision exploratrice. Enfin, Bruce Clarke (5) écrit que quand on voit survenir des
hémorragies rénales répétées, mettant la vie en danger, il faut
recourir à l'incision exploratrice pour intervenir, s'il y a lieu, directement sur le rein, et reconnaître si l'on a affaire à un calcul, un
néoplasme ou un rein tuberculeux.

L'utilité de l'intervention rapide est donc incontestée, et les
résultats en sont encourageants, puisque l'opération peut amener une guérison complète en cas de calculs, et que si le rein
est tuberculeux au début, elle donne aussi des résultats satisfai-
sants.

(1) LE DENTU. *Maladies chirurgicales du rein*, 1889.
(2) BARKER. *Transact of the internation. medical. congress*. 1881.
(3) GOODHART. *Trans. clinic. society*, 1882.
(4) GROSS. *American journal of medical science*, 1886.
(5) BRUCE CLARKE. *Med. society*, mars 1887.

Lucas (1) et Belfield (2) ont insisté particulièrement sur ce dernier fait, et montré que le drainage établi de bonne heure dans ces cas peut avoir la meilleure action.

Il n'y a donc aucune restriction à faire, et même, en admettant que s'il existe de la pyélite non calculeuse, l'opération est inutile, le bénéfice qu'aurait retiré le malade dans tout autre cas justifie amplement le risque qu'on lui a fait courir.

Nous établirons dans le chapitre suivant, quelle est la gravité de cette opération en passant en revue les différents accidents possibles, mais dès maintenant nous devons dire que, n'était l'innocuité presque absolue de l'exploration, elle aurait pu tomber dans le discrédit, tant est grand le nombre de cas où on n'a rien découvert.

Dickinson (3) classe ainsi les cas publiés entre 1870 et 1882 :

1° Cas de néphrolithotomie où on a trouvé un calcul, 14 cas.

2° Cas de néphrolithotomie où on n'a pas trouvé de calcul, 8 cas.

3° Néphrectomies pour calcul où on a trouvé une pierre, 9 cas.

4° Néphrectomies pour calcul où on n'a pas trouvé de calcul, 7 cas.

(Trois cas sont compris dans deux tables différentes, de telle manière que sur 35 personnes opérées comme ayant une pierre dans le rein, on a trouvé un calcul dans 22 cas, tandis que dans 13 on n'en a pas rencontré.)

En se basant sur cette grande proportion d'erreurs de diagnostic, Dickinson conclut en engageant à n'opérer que lorsque la pyurie prouvera nettement la participation du rein, ou au moins quand on aura du sang, de petits cristaux et de l'albumine.

Newman (4), en citant cette opinion, admet que sauf les cas où les signes subjectifs seront caractéristiques, il faudra attendre de constater en effet le sang ou de petits graviers, mais il s'élève absolument contre l'idée d'attendre que la suppuration ait altéré le rein.

Étant donc admis qu'il y a un intérêt majeur à faire de bonne

---

(1) Lucas. *Brit. med. journ.* 1883. 611.
(2) Belfield, *loco citato.*
(3) Dickinson. *On urinary and renal diseases.* Londres, 1885.
(4) Newman, *loco citato.*

heure le diagnostic, quels seront les signes rendant un calcul assez probable pour nous autoriser à faire une incision?

Dans un travail lu à la Société médicale de Londres, le 9 février 1885, travail qui est certainement le meilleur résumé de la question qui nous occupe et auquel nous avons fait de nombreux emprunts, justifiés par l'autorité incontestée de son auteur en chirurgie rénale, Morris a indiqué les signes qui, pour lui, autorisent et demandent une incision exploratrice :

1° Douleur dans une des régions rénales, s'étendant par moment à l'aine et au testicule. Si cette douleur est plus ou moins paroxystique, si elle s'aggrave par le mouvement, si elle cause des vomissements et des sueurs, en d'autres termes, si des signes de colique rénale surviennent, l'indication n'en est que plus formelle.

2° Présence de sang et pus dans l'urine, souvent simplement en petite quantité, et même ne se présentant que d'une manière intermittente.

3° Absence de tout état de la vessie ou de la prostate pouvant expliquer ces signes.

4° Fréquence de la miction; ce signe peut parfaitement manquer, mais il corrobore les autres symptômes quand il est présent.

Ces signes sont, sans aucun doute, une forte raison de suspecter un calcul rénal, et très souvent ce diagnostic est justifié. Mais nous devons pourtant reconnaître que l'expérience a démontré qu'ils ne sont pas positivement caractéristiques.

En effet, de même qu'un calcul peut exister longtemps sans donner lieu à aucun signe, de même aussi ces signes peuvent se produire sans qu'à l'exploration on rencontre aucun calcul ; les nombreuses observations d'incisions exploratrices sans résultat, en sont la preuve.

Pour résumer ce qui a trait aux indications de l'incision exploratrice dans le calcul du rein, nous ne pouvons mieux faire que de citer les conclusions suivantes par lesquelles Morris termine son travail.

1° Quoique une hématurie associée à de la fréquence de la miction, et à une petite quantité de pus dans l'urine, soit, en l'absence d'une maladie des voies urinaires inférieures, un fort soupçon de calcul rénal, cependant il faut l'existence de la douleur dans le rein, dans l'aine, ou dans le testicule d'un côté, pour justifier l'exploration du rein.

2° La douleur seule, quand elle est persistante ou paroxystique, et donne lieu à des nausées, à des sueurs, et à des exacerbations pendant le repos, justifie l'exploration. Quand il existe de l'hématurie sans pus, ou des traces de pus sans hématurie, avec douleur d'un côté, l'exploration doit être faite si le traitement alcalin n'a pas réussi.

3° Quand les signes ci-dessus surviennent chez un malade dont l'urine est acide, qui mène une vie sédentaire, et qui a des tendances à la goutte, il faut essayer longuement le traitement alcalin et le régime avant de faire une exploration.

La présence d'une pierre dans le rein excitera quelquefois des douleurs sympathiques et de l'irritation dans le rein opposé ; mais cette douleur transmise est sourde, ni spasmodique, ni sous forme de coliques et elle ne doit pas détourner le chirurgien d'explorer lorsqu'il trouve une douleur bien marquée et revenant fréquemment dans l'autre rein.

Morris ajoute que si un rein tuberculeux au début donne lieu à ces signes, son incision apportera probablement un grand soulagement en donnant issue au pus retenu. L'incision exploratrice est même une fort bonne chose dans ces cas; par conséquent, lorsqu'on a des signes de pyélite que l'on soupçonne calculeuse, l'exploration est toujours indiquée.

Nous pouvons terminer ce premier paragraphe par la conclusion suivante : *Lorsque les signes fonctionnels rendent probable l'existence d'un calcul primitif du rein, l'exploration directe du rein est justifiée, et souvent le seul moyen de faire le diagnostic exact.*

Quand on soupçonne dans un bassinet la présence d'un calcul secondaire, il y a lieu aussi d'intervenir, car l'incision jusqu'au rein peut être utile , qu'il y ait simplement pyélite, ou qu'il existe une concrétion; dans ce cas le résultat sera bien moins brillant que lorsque le calcul est primitif, car le calcul secondaire n'étant qu'une conséquence de la pyélite son extraction ne peut amener une guérison absolue.

Nous en avons fini avec l'indication principale de l'incision exploratrice qui est la recherche des calculs ; cette indication n'est pas la seule pourtant, et nous allons voir maintenant que dans plusieurs autres circonstances cette opération peut encore avoir une véritable utilité (1).

2° *Utilité de l'incision exploratrice dans l'anurie par obstruction de l'uretère*

A une période avancée de l'affection calculeuse du rein, il arrive assez fréquemment que le rein qui a été atteint le premier s'atrophie peu à peu, se rétracte sur le calcul qui occupe sa cavité et devienne ainsi absolument impropre à la sécretion urinaire ; il peut au contraire devenir kystique, et se réduire à une simple coque plus ou moins distendue par du liquide ; dans les deux cas, le résultat est le même, et le rein opposé, qui d'abord avait simplement suppléé le rein malade, s'hypertrophie et reste seul chargé de l'élimination de l'urine. Or, tôt ou tard, il n'est pas rare de voir un calcul se développer dans ce rein de même que dans son congénère, et ce calcul, arrivant à bloquer l'uretère, entraîner une anurie absolue. Un certain nombre de ces cas ont déjà été observés : parfois après quelques jours, le cours de l'urine se rétablit, mais trop souvent la mort survient par urémie auparavant.

A propos d'une observation de Wilmott (2) communiquée à la Société médicale, où le malade entré à l'hôpital avec de l'anurie, resta quatre jours sans uriner et finit par succomber, Clément Lucas et Bennett (3) ont pris la parole et fortement engagé à intervenir en pareil cas.

Le malade en question avait comme symptômes, à part son anurie, des douleurs vives dans la région lombaire gauche, descendant

(1) Nous avons dit que la recherche du ballottement permettait de reconnaître avec certitude de légères augmentations de volume, c'est donc par ce moyen qu'on reconnaîtra les tumeurs rénales ; cependant, dans certains cas, où les hématuries sont précoces et abondantes, l'incision pourrait peut être aider le diagnostic et permettre un traitement plus rapide. N'ayant pas trouvé de faits à l'appui de cette opinion, nous n'avons pu apprécier l'utilité de l'exploration directe dans ce cas.

(2) Wilmott. *Brit. med. journal.* 1885. Vol. II, 1014.

(3) Bennett. *Brit. med. journ.* 1884, I, 453.

vers le gland, et une violente envie d'uriner. Il resta quatre jours, ne rendant que deux onces d'urine, puis urina un peu plus mais mourut dans le coma.

A l'autopsie, on trouva une absence congénitale du rein droit et le rein gauche bloqué par un calcul de l'uretère transformé en une poche pleine de pus.

Lucas déclara que dans ces cas d'anurie il ne faut pas hésiter à intervenir le deuxième jour ou après quarante-huit heures, quoique dans certains cas, le calcul qui oblitère puisse s'éliminer de lui-même. Il croit qu'il n'y a pas lieu d'attendre plus longtemps, étant donnée la bénignité des incisions lombaires.

Bennett May engagea aussi fortement à faire une incision exploratrice dans ces cas, car on a l'espoir de retirer le calcul s'il est arrêté dans la partie supérieure de l'uretère, et s'il est trop bas, on prolonge la vie du malade en créant une fistule lombaire. Comme Lucas, Bennett pensait que pour le malade de Vilmott il fallait intervenir, l'intervention ne peut pas faire mal et si on attend, le rein se désorganise rapidement.

C'est donc à la première période de l'obstruction, pendant les deux ou trois premiers jours, lorsque le malade est calme, avec son intelligence nette, sans maux de tête, sans nausées et sans fièvre qu'il faut agir; lorsqu'il est survenu des frissons, avec gonflement et rénitence de la région rénale, la suppuration a envahi l'organe et et les tissus voisins et il est peut-être inutile d'intervenir.

L'intervention rapide est donc absolument à tenter.

Pick (1) a communiqué aussi un fait semblable. Un malade qui avait rendu de petits calculs est frappé d'anurie subite, il se développe en même temps une tumeur volumineuse dans le flanc gauche; le traitement consiste à faire boire au malade le plus d'eau possible, pour chercher à augmenter la pression derrière le calcul que l'on pense engagé; après sept jours d'anurie, un calcul fut rendu, et la tumeur disparut.

Un an après, nouvelle attaque, mort; à l'autopsie, on trouve le rein gauche très congestionné, contenant plusieurs petits calculs,

(1) Pick. *Clinic. societ.* 14 mai 1886.

et un gros calcul oblitérant le bassinet. Le rein droit était atrophié par arrêt de développement.

Dans la discussion qui suivit cette communication, Barker insista beaucoup sur l'utilité de l'incision lombaire qui, dans ce cas, est à la fois diagnostique et curative ; il a opéré un malade dans ces conditions, il y a douze mois, et il vit encore avec une fistule lombaire.

Daniel Mollière (1) a publié dans le *Lyon médical* une observation analogue, dont nous prenons un court résumé dans la thèse de Brodeur.

Observation VII

Femme, 5o ans, entrée à l'hôpital pour anurie complète depuis sept jours. Deux ans auparavant, première attaque de coliques néphrétiques à gauche ; un an plus tard, nouvelle attaque à gauche. Depuis ce moment, attaques plus fréquentes siégeant uniquement du côté droit. Côté gauche indemne.

Diagnostic. Rein gauche atrophié. Rein droit bloqué par calcul dans l'uretère.

Opération. Incision lombaire à droite. Incision du rein et écoulement d'un flot d'urine. Morte trois jours après, d'accidents urémiques.

Autopsie. Rein droit énorme, 20 centimètres de long. Gros calcul remplissant le bassinet et se prolongeant dans l'uretère. Rein gauche atrophié transformé en kyste.

Le cas suivant de Lange a été opéré dans des conditions analogues, avec succès ; l'observation est assez intéressante pour être complètement reproduite.

Observation VIII

Double néphrotomie. — Néphrolithotomie à gauche pour calculs du rein gauche. — Néphrotomie à droite pour pyélonéphrite du rein droit avec obstruction de son uretère. — Amélioration. — F. Lange (de New-York), *Med. News,* janv. 16, 1886, p. 67, thèse Brodeur.

T..., 3o ans, troubles urinaires depuis l'âge de douze ans, avec pus dans les urines. Comme pyurie très abondante et miction fréquente très douloureuse, malade me consulta au milieu de septembre dernier. Par examen avec chloroforme, pas de calcul vésical, mais tumeur arrondie, dure, immobile, du volume d'une tête de nouveau-né, dans la région du rein gauche.

Rein droit paraît normal. Douleur presque complètement localisée au côté gauche et au pénis. Beaucoup de pus dans l'urine, pas d'hématurie.

(1) Mollière, *Lyon médical*, 4 février 1885.

Opération, 2 octobre 1885.— Incision lombaire longitudinale gauche. Section de la couche périnéphrétique dure et épaisse.

Extraction d'un calcul assez volumineux et d'une grande quantité d'autres petits calculs renfermés dans les calices. Après une demi-heure de recherches, ne trouvant plus de calculs, bien que je pensai qu'il y en eût encore, je terminai l'opération.

Drain, lavage de la plaie avec acides borique et salicylique.

Grande amélioration du malade six semaines après. Très grande diminution du pus dans les urines. Tumeur considérablement diminuée. A peine quelques gouttes d'urine par la plaie lombaire.

Vers le 25 novembre 1885, début de nouvelles douleurs abdominales. Constipation opiniâtre. Urines très rares quelques jours après.

Le 28, un collègue visita le malade et crut à une péritonite généralisée. Pas de miction depuis vingt-quatre heures, et le cathétérisme n'amena que quelques gouttes d'urine.

Le 29, je vis le malade. Tympanisme abdominal, douleur localisée surtout dans côté droit, pouls faible, dyspnée, début de collapsus. Pas une goutte d'urine dans la vessie. Je diagnostiquai : obstruction de l'uretère droit, et procédai à l'opération, 29 novembre 1885. D'abord exploration de la première plaie lombaire gauche et extraction d'une quantité considérable de calculs.

Incision lombaire du côté droit. Infiltration du tissu périrénal. Ouverture d'un abcès siégeant dans rein droit, près du bassinet. Introduction du doigt à travers cette ouverture et écoulement d'une grande quantité d'urine sanguinolente. Le bassinet était si dilaté que je pus introduire le doigt jusque dans la première partie de l'uretère. Alors, j'introduisis un petit forceps long, mince, avec lequel je rencontrai un point résistant, sans éprouver la sensation d'un calcul. Au moyen d'une forte seringue, j'injectai dans la direction de l'uretère de l'eau chaude, quand, après quelques seringuées, sortit tout à coup une masse grisâtre, du volume de la dernière phalange de l'auriculaire, conique, assez résistante, formée de fibrine, dans laquelle étaient incrustées de nombreuses concrétions calcaires. Je pus alors passer une bougie de moyen volume dans l'uretère et pénétrer dans la vessie sans résistance.

Peu d'hémorragie. Drain. Pansement avec gaze iodoformée.

Émission par l'urètre d'environ 1,500 grammes d'urine épaisse, légèrement sanguinolente le premier jour après l'opération.

Presque toute l'urine passait par voies naturelles. Ablation du drain huit jours après l'opération.

De temps en temps, on trouvait dans les urines des parties de tissu nécrosé, des tubes urinifères. Amélioration considérable de l'état général du malade ; quoique je n'espère pas une guérison complète, je pense que ma dernière opération a sauvé la vie du malade, qui a maintenant, du côté droit, une plaie lombaire superficielle, de bel aspect, granuleuse, et, du côté gauche, une fistulette par laquelle s'écoule encore un peu de pus, mais pas d'urine. L'absence d'urine dans la vessie, durant l'obstruction de l'uretère droit, démontre que le rein gauche ne fonctionne plus. Peut-être contient-il encore quelques calculs ?

Maintenant le malade rend en moyenne 12 à 1,400 grammes d'urine par jour, avec très peu de pus.

Les calculs enlevés, au nombre de cinquante environ, pèsent 24 grammes, et varient du volume d'un pois à celui d'une noisette. Il existe, en outre, des centaines de petits graviers d'oxalate et surtout de phosphate de chaux. Je fus surpris de trouver tous ces calculs qui n'avaient donné aucun symptôme bien évident de leur présence dans le rein.

A côté de ces cas où le rein d'un côté est annihilé, il en est d'autres, ou quoique en assez bon état, ce rein est frappé d'anurie réflexe et ne secrète plus. Tel est le cas très net de Reliquet où une incision exploratrice faite dans un rein cancéreux, non seulement soulagea le malade des douleurs violentes qui le torturaient, mais augmenta la quantité d'urine rendue dans les vingt-quatre heures, de 60 grammes à 1,500.

Tel est aussi le cas de Lucas Championnière, rapporté dans la thèse de Brodeur, où on diagnostiqua une néphrite calculeuse avec enclavement d'un calcul dans l'uretère et anurie réflexe du rein opposé, et où une incision du rein sauva la vie à la malade, qui rendit, au bout de quelques temps, un petit calcul et depuis urina normalement, tandis que sa fistule lombaire se fermait.

OBSERVATION IX (Résumée)

Cancer du rein gauche. — Néphrotomie. — Cessation des douleurs, des vomissements, de l'anurie. — RELIQUET *in thèse* BRODEUR.

Malade ayant eu coliques néphrétiques et rendu petits calculs à plusieurs reprises, avec douleur dans région rénale gauche persistante et perte de forces.

En décembre 1884, tumeur grosse comme une tête d'enfant dans la région rénale gauche légèrement mobile, sans bosselures, sans points ramollis.

Urines rares (60 centimètres cubes en 24 heures), troubles. Mictions fréquentes. Pas de sommeil, à cause de l'agitation et de douleurs violentes.

Hydronéphrose ou cancer ? Reliquet penche vers deuxième hypothèse; pourtant, sur les instances du malade, incision lombaire le 20 décembre.

On reconnaît de suite un cancer du rein, on le débride largement au thermocautère.

A partir de cette opération, les douleurs en urinant ont disparu complètement, les envies d'uriner sont devenues de plus en plus éloignées, il n'y a plus eu de douleurs vives.

Les urines ont augmenté de quantité (le lendemain de l'opération 1,730 gr.). Il n'y a plus ni nausées ni vomissements.

Malade meurt de cachexie deux mois après.

OBSERVATION X (Résumé)

Pyélonéphrite suppurée du rein gauche avec anurie absolue. — *Néphrotomie.* — *Guérison.* — LUCAS CHAMPIONNIÈRE *in thèse* BRODEUR.

Malade de 47 ans. A plusieurs reprises, crises douloureuses du rein gauche avec ténesme vésical, pyurie, hématuries, et émission de petits calculs par l'urètre.

En novembre 1884, on retire de vessie un calcul gros comme une noisette.

22 novembre 1885, douleurs violentes dans région lombaire gauche. La malade urine quelques gouttes, puis, jusqu'au 26 novembre, anurie complète. Le 26 novembre urine quelques gouttes, puis, jusqu'au 30 novembre, jour de l'entrée, anurie.

A l'entrée. Vomissements. Température élevée. Pas d'urine. Sonde ne ramène rien de vessie. Anurie absolue du 26 novembre au 5 décembre. Le ventre est douloureux, ballonné, douleur spontanée dans les deux régions lombaires, mais à gauche seulement palpation l'augmente. De ce côté, rénitence, tension profonde.

Sueurs abondantes. Pas de diarrhée. Vomissements incoercibles, insomnie absolue, crises douloureuses violentes.

Diagnostic. Néphrite calculeuse avec enclavement d'un calcul dans l'uretère, et dilatation des voies urinaires supérieures. Anurie réflexe pour le rein du côté opposé.

Incision verticale à bord externe de masse sacro-lombaire. Arrivée sur rein qui a coloration normale, pas de fluctuation, incision du rein au thermo-cautère, puis déchirure avec le doigt, qui donne issue à un flot de pus et d'urine.

Lavage. Gros drain, pas de calcul ni à toucher ni avec lavage.

Le pansement est renouvelé tous les jours, il est chaque fois traversé par une grande quantité d'urine au niveau de région lombaire, rien n'est rendu par vessie.

Température tombe en quatre jours à la normale.

Le vingt et unième jour, l'urine passe en partie par la vulve pour première fois. A partir du vingt-cinquième jour, tout passe par là.

En janvier, on retire de vessie un calcul gros comme un pois que la malade avait senti.

Nouvel accès de colique néphrétique le 22 janvier, se terminant par issue, le 27, de caillot fibrineux.

Depuis, malade en bon état, mais rend toujours de petits calculs et souffre de région lombaire gauche de temps en temps.

C'est donc là une indication importante de l'exploration rénale, et il ne faudra pas se contenter d'inciser le rein et de faire ainsi une opération palliative, mais chercher le long de l'uretère, dans son extrémité supérieure, si on ne sent pas le calcul cause de tout le mal, car on devrait alors tenter de l'extraire, soit par l'intérieur du bassinet, soit par une incision de l'uretère.

Cette recherche devra être faite avec un soin minutieux, car dans trois cas communiqués à la Sociéte médicale de Londres, le calcul avait été méconnu.

De plus, chez la femme, il y aura lieu de faire, suivant le conseil de Morris, une exploration digitale de la vessie pour chercher si le calcul ne serait pas arrêté dans la portion même du conduit qui avoisine les parois vésicales.

Chez l'homme le toucher rectal rendra un service analogue (1).

L'exploration par la voie abdominale a aussi été tentée, et Morris (2) rapporte une observation de Cullingworth, où celui-ci trouva un calcul de l'uretère, juste au-dessus de la vessie, dans un cas où il se préparait à faire une néphrectomie pour pyonéphrose, il l'enleva, sutura l'incision, et le canal était parfaitement redevenu perméable quand le malade succomba ; l'autre rein était criblé d'abcès.

Chez la femme, il faudra d'abord faire le toucher vaginal, puis vésical, pour reconnaître l'intégrité de la partie inférieure de l'uretère, puis l'incision du rein par la voie lombaire, si rien ne fait présumer que le calcul siège plutôt à la partie moyenne, auquel cas l'incision abdominale serait préférable. Nous reviendrons en parlant du manuel opératoire, sur cette exploration de l'uretère, dans les cas d'obstruction calculeuse.

3° *Utilité pour reconnaître l'état de l'autre rein*

Il existe des cas où l'un des reins reste seul à fonctionner, soit par suite d'absence congénitale de l'autre rein, soit parce qu'il a déjà été détruit par la maladie ; et où ce rein devenant malade à son tour attire l'attention par les phénomènes douloureux dont il est le siège.

Le chirurgien peut ainsi se trouver entraîné à intervenir sur un rein, à l'enlever même, alors qu'il est la seule ressource du malade.

Les observations de néphrectomie, où le malade succcombe

(1) Guillet, *loc. citat.*, page 93, et thèse Hallé.
(2) Morris. *On some points in the surgery of the Kidneys.*

quelques heures après l'opération dans le coma urémique, et où on trouve à l'autopsie le rein opposé atrophié ou dégénéré, ne sont pas rares, Lange (1), May Bennet (2), Sonnenburg (3), Knowsley Thornton (4), Championnière (5), Terrier (6) et bien d'autres (7) en ont publié.

Tantôt, c'est pour une pyélonéphrite calculeuse, tantôt même simplement pour un rein mobile que l'opération a été faite.

Le diagnostic par les signes fonctionnels est très difficile, on est en effet naturellement entraîné à intervenir sur le rein douloureux, la seule indication donnée par le malade de douleurs antérieures ayant existé du côté maintenant indolent, pourrait mettre en garde contre une semblable éventualité; cela est très net dans l'observation de la thèse de Hallé, que nous citons ci-après.

Parfois, une légère douleur existe du côté ainsi détruit, mais souvent insuffisante pour attirer l'attention. Cependant dans un cas, ce signe a suffi pour éviter à Barker (8) une opération qui aurait été désastreuse comme celles dont nous avons donné l'indication tout à l'heure, s'il s'était laissé entraîner à la pratiquer.

Il avait diagnostiqué une pyélonéphrite tuberculeuse du côté droit, fait une incision jusqu'au rein, et drainé avec succès.

Le drain restait en place et il coulait par là un peu d'urine; comme cela incommodait le malade, il désirait beaucoup qu'on lui enlevât ce rein. Mais Barker, après un examen soigneux, ayant trouvé un peu de douleur sur la région rénale gauche, refusa l'opération malgré les instances du malade.

Celui-ci quitta l'hôpital, il fut suivi, et à sa mort, dix-huit mois plus tard, on fit un examen, qui montra que le rein droit, sur lequel on avait opéré, était somme toute le plus sain des deux et contenait

(1) LANGE. *New-York, med. record.* 1880, page 144.

(2) BENNETT MAY. *Brit. med. journal.* 1883, II, 438.

(3) SONNENBURG. *Berliner Klinische Wochenschrift,* 29 nov. 1884.

(4) KNOWSLEY THORNTON. Clinic society. *Lancet,* 1887, I, 370.

(5) CHAMPIONNIÈRE. *Congrès français de chirurgie,* 1886.

(6) TERRIER. *Thèse* BRODEUR, 1886.

(7) PICK, BRYANT. *Clinic. society,* mai 1886.

(8) BARKER. *Medic. society,* 22 nov. 1887.

la totalité de la substance sécrétante, le rein gauche était un vrai
sac de pus.

Si donc on avait opéré dans ce cas, le malade serait mort d'anurie comme dans les observations citées précédemment.

Malheureusement, ce signe de douleur bilatérale n'est pas
constant et rien au point de vue fonctionnel n'indique souvent si
les deux reins sont attaqués ou au contraire si l'affection tuberculeuse ou calculeuse est encore localisée. M. Guyon, dans son cours
de 1888, a aussi appelé l'attention sur ces faits. Il a cité deux
malades où il avait eu des doutes et refusé d'opérer ; chez l'un il ne
restait que quelques vestiges du rein opposé, chez l'autre ce rein
était devenu complètement kystique comme cela fut constaté plus
tard.

OBSERVATION XI (Résumée)

*Double pyélite. — Coliques néphrétiques uriques à droite. — Cystite. —
Urétéro-pyélite calculeuse secondaire à gauche. — Rein droit très altéré
sans aucun signe extérieur, in thèse* HALLÉ.

A la palpation abdominale on sent aisément, sous le rebord des fausses
côtes, la tumeur formée par le rein gauche ; elle déborde de trois à quatre
travers de doigt, et ses dimensions sont un peu variables.

L'exploration lombaire par la palpation et la percussion ne donne à peu
près rien. Il n'y a point d'œdème, ni rien au thorax.

L'état reste pour ainsi dire stationnaire pendant toute l'année ; et presque
tous les jours nous observons et notons l'état du malade.

Les seules particularités à relever et qui se sont reproduites plusieurs fois,
sont les suivantes : la pyurie était variable et intermittente ; à plusieurs reprises les urines furent tout à fait claires pendant quelques heures, un jour
ou deux même.

La tumeur rénale paraît généralement un peu plus volumineuse le matin
que le soir. La fin de l'urine rendue est un peu plus trouble que le commencement.

En avril, les urines sont, pendant toute une période, bien moins chargées
de pus, et la tumeur rénale paraît un peu plus grosse. On la sent surtout
très bien en faisant placer le malade dans le décubitus latéral droit.

A plusieurs reprises, en présence de cet état stationnaire, dans la pensée
de l'intégrité probable de l'autre rein (polyurie et intervalles d'urines claires),
M. Guyon cause avec nous de l'opportunité d'une intervention. On en
parle même au malade. Très intelligent et parfaitement courageux, il la dis-
cute lui-même avec nous. Sachant qu'il s'agit de lui enlever le rein gauche,
il nous formule lui-même l'objection qui nous arrête : « Êtes-vous sûrs que

mon rein droit n'a rien ? C'est toujours de ce côté que j'ai eu mes coliques néphrétiques. »

D'ailleurs l'état général s'aggrave tellement que le bénéfice d'une intervention devient de plus en plus douteux, et des complications surviennent qui tranchent la question pour la négative. A plusieurs reprises, ce sont des accès fébriles accompagnés de douleurs pleurétiques et de frottements pleuraux aux bases, avec submatité et même un peu d'épanchement. La cachexie fait de rapides progrès. L'urine, toujours très purulente, diminue de quantité; nous n'en notons plus que trois litres à la fin de mai.

Le rein est toujours gros. Dans l'urine, à la fin de juillet, nous trouvons une diminution de l'urée; un dépôt purulent glaireux abondant; notre ami, M. de Gennes, si particulièrement compétent, y constate l'absence d'épithéliums spéciaux et de cylindres; la composition uniquement purulente du dépôt, et, résultat inattendu, la présence du bacille tuberculeux.

Les accidents pulmonaires s'aggravent avec la dyspnée, une double phlegmatia des membres inférieurs réapparait, et la mort survient au commencement d'août, dans le dernier degré du marasme.

Autopsie. — Le rein droit ne présente aucune trace de périnéphrite. Il est à peine un peu plus volumineux qu'à l'état normal, a sa forme et sa coloration normales; mais il est fluctuant comme un abcès ou un kyste bosselé. Il est réduit à une coque très mince de parenchyme rénal. Le bassinet en est très nettement distinct, sans péripyélite, augmenté de volume et fluctuant.

Dans le rein et le bassinet aucun calcul, le contenu est de l'urine à peine trouble. La veine rénale est oblitérée par un gros caillot ancien adhérent. (Phlegmatia par propagation de la veine cave.)

Le rein gauche est extrêmement volumineux, double de l'autre au moins. Il est entouré d'un tissu cellulaire épaissi dont on peut encore le décoller à son bord convexe, qui devient extrêmement dur, fibreux, près du bassinet. Le rein n'est plus formé que d'une série de poches fluctuantes bosselées, quelques-unes assez volumineuses peur loger une petite pomme, au nombre de six principales, à parois minces, ne présentant plus trace de tissu rénal. Le bassinet est énorme, perdu dans un tissu fibro-adipeux très dense, qui englobe tous les vaisseaux, où on ne peut les suivre.

L'uretère y est pris lui-même; il est perméable, mais compris dans tout son trajet dans un tissu fibro-adipeux analogue à celui qui englobe le bassinet.

Nous avons dit que la palpation médiate ne pouvait donner aucun renseignement sur le volume du rein quand celui-ci était diminué. Signes fonctionnels et signes physiques faisant défaut, le chirurgien se trouve donc dans la plus pénible alternative, craignant de laisser l'état du malade s'aggraver sans lui prêter secours, craignant aussi de lui nuire par une intervention intempestive.

Depuis quelques années, on a cherché à résoudre ce problème en recueillant séparément de l'urine des deux uretères et en recon-

naissant ainsi si les deux reins avaient gardé leur puissance élimi-
natrice.

Les procédés pour arriver à ce but sont multiples : cathétérisme
des uretères, pincement d'un uretère pendant quelque temps, pour
recueillir dans la vessie l'urine qui s'écoule par l'autre côté, telles
sont les deux méthodes que Pawlick (1) et Tuchman (2) ont défen-
dues.

Nous n'avons pu étudier en détail ces procédés qui ne rentrent
pas dans l'exploration de la région rénale, que nous voulons seule faire
ici, et nous nous en tiendrons sur ce point à l'avis de Guyon et
de Morris, qui tous deux considèrent ces manœuvres comme
souvent infidèles.

Cependant, lorsqu'on aura pour malade une femme, il pourrait
être utile de les employer, car on peut alors en retirer bénéfice.

Il semble donc que lorsqu'on est en présence d'une opération
grave à faire sur un rein, avant de se décider à l'enlever par exemple ;
lorsque quelques doutes existent sur l'état de son congénère, il faut
recourir à l'incision exploratrice.

Cette idée a frappé bien des chirurgiens, Le Dentu (3), Morris (4),
Godlee (5), Championnière (6), Goodhart (7) sont d'avis qu'il ne
faut pas hésiter à exposer le rein dont on doute dans ces cas et à
apprécier *de visu* son état.

Howard Marsh (8) dit que c'est une difficulté à laquelle il faut faire
face et qui n'est pas si terrible, maintenant que nous arrivons à
reconnaître que la laparotomie n'est pas une opération grave.

Le Dentu (9) déclare que si au moment d'extirper un rein, il
avait des doutes sur l'intégrité ou l'existence de l'autre rein, il
n'hésiterait pas à le mettre à découvert pour s'assurer de son état.

(1) Pawlick. *Gaz. hebdomadaire*, 1886, n° 25.
(2) Tuchman. *Medic. societ. of London*, 3 février 1885.
(3) Le Dentu. *Maladies chirurgicales du rein.*
(4) Morris. *Medic. societ.*, 9 fév. 1885.
(5) Godlee. *Medic. societ.* 22 mars 1887.
(6) Championnière. *Semaine médicale*, 1885, p. 257.
(7) Goodhart. *Clinic society*, 1882. Vol. XV, page 129.
(8) Howard Marsh. *Medic. society*, 22 mars 1887.
(9) Le Dentu. *loco citat.*

pourvu que le sujet ne fût pas trop affaibli, et capable de supporter ce traumatisme supplémentaire, quelques jours avant la véritable opération.

Malheureusement, ajoute-t-il, si ce rein est simplement atteint de *néphrite interstitielle, la palpation ne nous permettra pas de le reconnaître, et ne nous donnera qu'une fausse confiance.*

Martin (1), de Berlin, ne fait jamais de néphrectomie que par la voie abdominale, de manière à s'assurer par palpation de l'état du rein qui va rester la seule ressource du malade.

Suivant leurs tendances, les chirurgiens proposent une incision lombaire ou une laparotomie. Nous aurons à étudier, en discutant les avantages de chacun de ces procédés, quelle serait la voie à suivre ; pour le moment, nous nous bornerons à citer cette opinion presque unanime, sur l'indication de l'incision exploratrice dans le cas qui nous occupe, comme étant le seul moyen de se renseigner. Encore n'est-ce pas une sécurité complète, car l'anurie peut se produire malheureusement, même alors que le rein laissé seul semble absolument sain ; c'est ce qui a eu lieu dans le cas de Sonnenburg (2) où le rein trouvé à l'autopsie semblait simplement un peu anémique.

4° *Utilité de l'incision exploratrice dans les contusions graves du rein*

Un traumatisme sous-cutané du rein est toujours une chose grave, tant par les lésions immédiates que par les accidents consécutifs.

Quand il existe une simple contusion du rein, après quelques jours d'hématurie peu abondante et de douleurs lombaires, les phénomènes s'amendent et la guérison survient.

Lorsque l'organe est déchiré plus ou moins complètement, l'hémorragie primitive, sous forme d'hématurie ou d'hémorragie interne peut tuer le malade, mais celui-ci succombe encore plus fréquemment aux hémorragies secondaires (3), ou aux phénomènes

---

(1) MARTIN. *Intern. medic. congress.* Londres, 1881.
(2) SONNENBURG, *loco citat.*
(3) GUYON, cours de la Faculté de 1888.

inflammatoires provoqués par l'extravasation de l'urine dans le tissu cellulaire périrénal.

Le traitement apporté à ces lésions a toujours été le repos, l'opium, la glace sur le ventre, et si on s'est décidé à intervenir, c'est lorsqu'une saillie de la région lombaire, la fièvre et l'état général indiquaient une suppuration établie dans cette région.

Maunoury, dans une communication au Congrès de chirurgie de 1885, a défendu cette manière de faire; il pense qu'il vaut mieux attendre la suppuration, ouvrir l'abcès, et retirer alors les lambeaux du rein sans faire une néphrectomie complète; il craint qu'en intervenant rapidement on n'ait une hémorragie incoercible.

Il nous semble pourtant qu'il peut y avoir un grand intérêt à s'assurer dès le début de l'état du rein, quand une hémorragie grave menace la vie du malade, où même simplement quand il y a certitude de rupture du rein. Nous savons maintenant que les plaies du rein peuvent se réunir par première intention; il existe des observations de néphrotomie où on a suturé le rein et où la plaie s'est fermée par première intention (1), et les expériences de Tuffier (2) sur les animaux sont venues confirmer absolument ces faits.

Si on tombait sur un rein complètement désorganisé, on pourrait lier les vaisseaux rénaux et éviter les hémorragies secondaires probables; si on rencontre une simple déchirure, on la suturera et on aura bien des chances de réunir ensuite la plaie par première intention.

Cela sera cependant toujours hypothétique, étant donné qu'on opère pour une plaie contuse, mais en admettant que le rein s'escarrifie et s'élimine en partie, il semble que l'on sera dans de meilleures conditions pour cela avec un drainage établi que si on laisse une suppuration profonde détruire ce qui reste du rein.

M. Andrew Clark, chirurgien du Middlessex Hospital, a bien voulu nous communiquer l'observation suivante; c'est, croyons-

(1) May Bennett. *Birmingham, med. Rev.* Déc. 1885.

(2) Tuffier. *Etudes expérimentales sur la chirurgie du rein*, 1889.

nous, la première fois que l'on a fait délibérément une incision exploratrice rapidement après l'accident ; le résultat a été excellent et encourage à persévérer dans cette voie.

OBSERVATION XII (Inédite)

Cas de rupture du rein traitée par l'incision lombaire avec drainage cinq jours après la blessure. — Guérison rapide. — ANDREW CLARK, chirurgien au Middlessex Hospital.

G. B..., âgé de 13 ans, qui auparavant était un vigoureux garçon, plein de santé, fut admis au Middlessex Hospital, dans mon service, à 3 h. 30 p. m., le 6 avril 1888, ayant, quelques minutes auparavant, été pressé entre la partie saillante de l'extrémité postérieure d'un lourd chariot et un mur de brique contre lequel il était appuyé.

Il se plaignait d'une grande douleur dans le ventre, particulièrement du côté droit, juste au-dessus des côtes ; à ce niveau, il y avait une contusion marquée et une excoriation superficielle.

La palpation de la région lombaire, la plus petite tentative de mouvement augmentait beaucoup la douleur, et on sentait une tension exagérée dans cette région. Le malade était très faible : le pouls à 100 très petit et compté difficilement ; température dans l'aisselle 95-4 F. (35, 8 c.). Le malade fut immédiatement couché, le cathétérisme fut pratiqué, et l'on retira 2 onces d'urine mêlée de sang (Il dit qu'il avait uriné peu de temps auparavant). Je le vis environ une heure et demie après l'accident ; j'appris qu'il avait été très agité depuis son entrée, qu'il avait eu des hauts-le-cœur et des vomissements. Il se plaignait d'une grande soif et disait qu'il avait une douleur dans toute l'étendue du ventre qui augmentait toujours.

Je le trouvai couché sur le dos, les jambes fléchies, l'abdomen légèrement ballonné dans sa totalité, et une tension plus grande dans la région lombaire droite, à la fois en avant et en arrière. Ses extrémités étaient glacées, il était pâle et anxieux, pouls 100, à peine perceptible. Température, 95-4 F. (35°8 C.) dans l'aisselle, 97-4 dans le rectum ; je le sondai et retirai une once de sang pur. Le diagnostic porté fut rupture du rein droit, avec probablement d'autres blessures, et grave hémorragie interne.

Le traitement fut un grain d'extrait d'opium immédiatement, vingt gouttes d'extrait liquide d'ergot toutes les deux heures, et on l'entoura de boules d'eau chaude.

Le malade fut tenu aussi tranquille que possible, mais son agitation empêcha de lui appliquer de la glace sur le ventre.

Je le vis de nouveau à huit heures et demi, cinq heures après l'accident ; il était plus affaissé, il fut sondé, on ne retira pas d'urine, mais environ une once de sang pur ; je lui ordonnai un demi-grain (3 centig.) d'extrait d'opium dans une pilule toutes les quatre heures, en dehors de l'ergot.

Le jour suivant, son état général commença à s'améliorer, mais l'abdomen était encore très sensible, il se refusait à tout examen manuel ; il rapportait sa douleur à la région de la vessie et se plaignait d'une soif extrême. Il n'avait toujours pas uriné, aussi une sonde fut introduite dans la vessie, mais on ne retira qu'une once et demie (42 grammes) d'urine mêlée de sang.

Il avait continuellement des hauts-le-cœur et ne voulait rien prendre que de l'eau qu'il rendait immédiatement.

Dans la soirée du jour suivant, la température s'élève à 101 (38°5 C.), et le troisième jour après l'accident les vomissements cessèrent, et de l'urine teintée de sang fut émise naturellement.

Le 11 avril, cinquième jour après l'accident, le malade souffrait assez peu pour permettre un examen soigneux de son abdomen. Il était distendu en général et tympanique ; mais dans la région lombaire droite, où la peau était décolorée, il y avait augmentation de la résistance à la pression, et de la matité à la percussion, en même temps qu'une sensibilité si grande, que le garçon ne pouvait pas supporter le poids des couvertures.

Le malade urinait naturellement, et l'urine était presque dépourvue de sang.

La température était 101 (38°5 C.), point où elle s'était tenue le matin, à midi et le soir, depuis le lendemain de l'accident.

J'arrivai alors à la conclusion que nous avions affaire à une rupture du rein droit, avec considérable hémorragie rétro-péritonéale, que c'était là la seule lésion, et que, quoique la suppuration ne parût pas établie, le cas semblait tel qu'il paraissait utile de faire une incision exploratrice pour s'assurer de l'état du rein, de manière à l'enlever si la lésion était considérable, et à donner issue au sang épanché si la déchirure n'était pas grande.

J'avais pensé à ce traitement au moment de l'accident, mais alors, non seulement j'étais incertain sur l'étendue des lésions, mais, en outre, je croyais qu'il fallait essayer du repos et de l'administration intérieure des hémosta-tiques.

Je craignais aussi de soumettre le malade, dans son état de collapsus, à une opération qui pouvait être longue et difficile.

Le 12 avril, à 9 h. 30 matin, nous eûmes une consultation, et le malade ayant été endormi, il fut procédé à l'examen du rein avec l'approbation et le bienveillant concours de M. Morris.

Le malade fut placé sur le côté gauche, et une incision d'environ six pouces de long fut faite sur la peau à la partie la plus saillante de la région lombaire; les tissus furent divisés couche par couche sur la sonde cannelée et trouvés fortement contus. En atteignant l'aponévrose lombaire, on la vit bomber dans la plaie, et aussitôt qu'elle eut été incisée, il s'échappa plus d'une pinte (1/2 litre) d'un liquide foncé, sans odeur urineuse et contenant une grande quantité de caillots mous.

En introduisant le doigt, on put sentir distinctement le rein, il ne paraissait pas blessé, si ce n'est dans sa partie supérieure et postérieure, où la capsule et la substance rénale étaient déchirées, mais l'organe n'était pas arraché et limitait en partie l'espace qui contenait le sang épanché.

En conséquence, la plaie fut soigneusement lavée avec une solution à l'acide phénique et fermée, excepté son extrémité inférieure, où l'on plaça un gros tube à drainage.

Pansement avec de la gaze antiseptique.

Il est inutile d'insister sur la suite de l'observation, il suffit d'ajouter que le malade fit de rapides progrès vers la guérison; il n'eut plus aucune douleur, la température ne s'éleva jamais au-dessus de la normale; la quantité de sang dans l'urine diminua journellement, et le sang avait complètement disparu huit jours après l'opération.

La plaie, qui avait été soigneusement lavée et pansée avec des pansements antiseptiques secs, deux fois par jour, était complètement fermée au bout de cinq semaines, lorsque le malade quitta l'hôpital.

Les cas connus de blessures sous-cutanées du rein, sans complication, ne sont pas nombreux, et, quoique on ait pensé à faire une incision lombaire dans le but de faire la néphrectomie si l'organe était trouvé très altéré, ou de donner issue au sang épanché, je ne connais pas de cas antérieur où l'une de ces idées ait été mise en pratique avant que la suppuration ait été définitivement établie.

M. Guyon, dans son cours de l'année dernière, a recommandé de recourir à l'incision pour aller tarir l'hémorragie dans sa source si elle se prolongeait, tout en engageant à conserver le plus de rein possible et à ne pas faire de néphrectomies primitives, si ce n'est quand on y est obligé par l'étendue des lésions; car souvent la compression directe ou la suture du rein pourra suffire à arrêter le sang.

Newman dit de même que dans les hémorragies graves il faut faire de suite une incision jusqu'au rein. Il va même plus loin et ajoute : « Dans beaucoup de cas de lésions graves du rein, nous devons prévenir l'infiltration d'urine et la suppuration consécutive... (1). »

« L'incision antiseptique donne au malade les meilleures chances de guérison. Le rein étant mis à découvert sera examiné avec soin et enlevé immédiatement si on le trouve très altéré. Aucun bien et beaucoup de mal peut résulter du retard apporté à l'opération ».

Morris est absolument d'avis qu'il faut agir ainsi (2).

« Quand le sang artériel s'échappe dans le bassinet du rein, il traverse rapidement les voies urinaires, et, arrivé dans la vessie, en est chassé continuellement par des contractions spasmodiques; si cette forme d'hémorragie persiste et menace la vie du malade, en dépit des efforts faits pour l'atténuer, il faut faire une

---

(1) NEWMAN, *loco citat.*, page 334.
(2) MORRIS. *Surgical diseases of the kidney*.

incision exploratrice, suivie, si l'étendue de la plaie du rein l'indique, de la néphrectomie. »

« Quand l'hématurie est profuse, formée de sang artériel, et lorsque, quoique l'hématurie soit légère ou même manque, il y a une forte présomption, d'après la pâleur augmentante, le collapsus, la matité et le gonflement de la région rénale, que le rein a été lésé, il faut faire une incision exploratrice sur le rein à travers la région lombaire, et il est plus que probable que, comme dans les cas de Rawdon et de Hilton, on trouvera le rein en grande partie déchiré.

Nous opposerons au cas de M. Andrew Clarke, l'observation suivante de Eales, où l'hémorragie a enlevé le malade après soixantedix heures et où, par conséquent, une incision aurait peut-être permis de lui sauver la vie.

OBSERVATION XIII

Un cas de rupture du rein. — EALES, *Lancet*, 1886, vol. I, page 487.

Enfant de 13 ans, blessé par une charge de charbon le 10 avril 1886. Douleur violente dans région lombaire droite, pâleur, vomissements, urine du sang presque pur.

Faiblesse augmente, vomissements, l'urine reste teintée de sang, il meurt le surlendemain soixante heures après l'accident.

A l'autopsie. Beaucoup de caillots sanguins dans la cavité péritonéale, pas de blessure autre qu'un écrasement de la partie supérieure du rein droit, déplacé et rejeté dans la fosse iliaque au milieu d'une grande quantité de caillots.

Le péritoine est déchiré en avant du rein; plusieurs branches volumineuses de l'artère rénale sont ouvertes, mais par le tronc lui-même.

L'auteur se demande s'il n'aurait pas dû intervenir?

Actuellement, sachant que les plaies rénales peuvent être avantageusement suturées, sachant que la chose la plus importante dans ces cas d'extravasation d'urine est de donner une issue facile au liquide épanché, il semble absolument indiqué d'intervenir de bonne heure, et d'épargner au malade les chances considérables de mort, ou au moins les douleurs très vives que l'on trouve relatées dans toutes les observations.

Nous n'insisterons pas plus sur cette question du traitement des traumatismes du rein que nous ne nous sommes pas proposé d'étudier ici, mais nous avons tenu à indiquer que l'incision exploratrice, recommandée par Simon dans les hémorragies incoercibles, pouvait même être employée avec raison dans des cas où l'indication n'est pas, de prime abord, aussi urgente.

Nous citerons cependant encore les observations suivantes, de Belfield, de Rawdon et de Hilton, parce que dans l'une l'incision a été faite dans un but de diagnostic, sans qu'il y eût d'abcès périrénal, et dans l'autre, le retard de l'intervention a été pour beaucoup dans les accidents qui ont causé la mort du malade, enfin dans celle de Hilton l'intervention aurait peut-être sauvé la vie.

OBSERVATION XIV

Traumatisme du rein. — Incision exploratrice montrant une déchirure. — Drainage. — Guérison. — BELFIELD. *New-York, Medic. Record.*

G. F..., 3o ans, est frappé par un câble-car le 28 novembre 1886, il se fait une plaie de la main et différentes contusions. Le malade avait quitté son lit, quoique encore souffrant de ses contusions, quand, le 11 décembre, après avoir été à la selle, il urine une grande quantité de sang clair mélangé à l'urine, et il a de vives douleurs dans les deux reins. Température 102 (39° centig.).

Ergot, acide gallique, opium à l'intérieur; glace localement, avec repos absolu. L'hémorragie cessa en soixante-douze heures, mais la douleur, la sensibilité sur le rein droit, et la pyurie persistèrent avec une intensité variable et la même température.

Le 21 décembre il eut quelques légers frissons suivis de sueurs profuses, fièvre, mal de tête et vomissements, les inspirations profondes causaient une grande douleur dans la région lombaire droite.

Le 22 décembre, une incision lombaire transversale fut faite pour explorer le rein droit; on trouva une grande inflammation adhésive, réunissant ensemble le côlon, le péritoine et l'atmosphère graisseuse périrénale.

Il y avait du sang extravasé sous la capsule du rein, et une déchirure de la face postérieure s'étendant transversalement depuis la partie inférieure du bassinet à son insertion dans le rein, jusqu'à environ un pouce (trois centimètres) dans la substance rénale. Au niveau de cette fissure, quelques caillots sanguins et environ une once de liquide clair.

Comme la suppuration empêchait de suturer la capsule, des tubes à drainage furent insérés au point lacéré.

Pendant plusieurs jours, la température resta élevée, et du pus et de l'urine s'écoulèrent largement; ensuite, l'état s'améliora, la plaie se ferma en un mois, et le malade fut renvoyé guéri une semaine après.

OBSERVATION XV

Déchirure sous-cutanée du rein gauche. — Mort. — par HILTON. *— Guy's Hospital reports,* vol. XIII, cité par MORRIS. *— Encyclopédie internationale.*

Un homme de 21 ans fut frappé dans le dos par une locomotive. A l'entrée il vomissait et se plaignait d'une grande douleur dans le ventre juste au-dessous des côtes, cette douleur était exaspérée par la plus légère pression. Le matin suivant, les vomissements et la douleur continuèrent, il put pourtant aller aux lieux d'aisances, urina et alla à la selle. Le lendemain on dut le sonder et on retira par le cathétérisme une pinte et demie d'urine sanglante.

Le quatrième et le cinquième jour il y eut de l'amélioration, mais le huitième jour la quantité de sang dans l'urine augmenta. Depuis le quatorzième jour, jusqu'à sa mort, des caillots de sang s'accumulèrent dans la vessie et il eut de la rétention d'urine causant des douleurs très pénibles à l'hypogastre et à l'extrémité de la verge. Une saillie mate se forma du côté gauche de l'abdomen, il survint du tympanisme et du délire, et le malade mourut le vingt-sixième jour.

Le rein fut trouvé rompu par le milieu, le fragment inférieur fendu transversalement par un grand nombre de petites fissures. L'uretère gauche et une branche de l'artère rénale gauche, qui portait un petit anévrisme récent s'ouvraient dans une large cavité entourant le rein déchiré, cette cavité était pleine de sang grumeleux et d'odeur repoussante de caillots et d'urine. La veine rénale n'était pas blessée.

Dans le péritoine formant la paroi antérieure de la cavité on trouvait une déchirure à travers laquelle on remarqua que du sérum sanguinolent et putride filtrait dans le péritoine.

OBSERVATION XVI

Rupture du rein droit; hématurie abondante. — Cystite aiguë. — Nephrectomie. — Cystotomie. — Mort. — H. RAWDON. *Brit. Med. Jo.,* 1883, v. I.

Le malade, un garçon de 12 ans, entra à la Liverpool Infirmary for Children, le 7 décembre 1882; il était tombé la veille d'une hauteur de huit pieds, sur des pierres de taille; à l'entrée, il urinait du sang. Il se plaignait de douleurs du côté droit.

Aucune autre preuve de blessure qu'une petite contusion au-dessus de la crête de l'ilium; le diagnostic fut qu'une rupture du rein droit avait été causée par le traumatisme.

L'hématurie diminua pendant les premiers jours, mais elle augmenta ensuite et fut suivie de cystite aiguë.

Dans le but d'empêcher le sang de pénétrer dans la vessie, le dix-septième jour après la blessure, on fit une incision lombaire sur le rein blessé, que l'on trouva presque complètement arraché, et il fut enlevé.

Soulagement à la suite de l'opération.

Ensuite les symptômes de cystite se montrèrent de nouveau, le vingt et unième jour après la blessure et, quatre jours après la néphrectomie, on fit la cystotomie latérale; on retira des caillots fétides et l'on fit un drainage.

La taille apporta du soulagement, au moins pour ce qui a trait aux symptômes vésicaux. Le malade mourut le quarantième jour après la blessure. La cause de la mort semble avoir été la pyélite et une suppuration circonscrite du rein gauche, lésion probablement occasionnée par la cystite, due elle-même à la décomposition des caillots sanguins.

Rawdon regrette de ne pas être intervenu plus tôt.

Faisons remarquer que cette observation vient absolument à l'appui de l'enseignement de M. Guyon qui engage à ne pas sonder les malades atteints de plaies du rein, même quand les caillots causent de la rétention d'urine, de crainte de provoquer la cystite et les lésions ascendantes qui se sont produites dans ce cas malheureux.

Il y aurait aussi une grande importance à faire de bonne heure le diagnostic des tumeurs rénales alors que l'augmentation de volume ne se traduit pas encore à la palpation, car c'est ainsi que l'on pourra espérer éviter la récidive rapide, comme dans le cas d'Israël cité plus haut. Si donc des signes fonctionnels graves font pressentir un néoplasme rénal, l'exploration directe serait justifiée. Malheureusement nous n'avons trouvé aucune observation qui nous permette de prouver l'exactitude de cette manière de voir.

Nous pensons avoir exposé les principales indications de l'incision explorative, et nous pouvons résumer ainsi cette portion de notre sujet.

1º Il est prouvé par les faits qu'il y a un intérêt majeur à intervenir vite, d'une manière effective, dans les calculs du rein au début, dans le cas d'anurie calculeuse, enfin dans les traumatismes sous-cutanés du rein où l'organe semble déchiré.

L'incision exploratrice permettant d'atteindre directement l'organe, est le seul moyen de faire le diagnostic dans ces différents cas.

2º Il y a un intérêt très grand pour le chirurgien qui va enlever un rein malade à être renseigné sur l'état du rein opposé.

L'atrophie, ou l'absence de cet organe ne pourra être constatée avec certitude que si le rein est mis à découvert par une incision..

Il existe donc des cas bien précis où l'indication de faire une exploration directe du rein s'impose. Nous allons étudier maintenant les dangers de cette intervention, pour juger s'ils peuvent être mis en regard de ses avantages.

II. Degré de gravité de l'incision

Comme nous avons cherché à le démontrer dans le chapitre précédent, les signes fonctionnels du calcul rénal trompent souvent, et le nombre des incisions exploratrices faites dans le but de les découvrir et où la recherche a été vaine est considérable.

Dickinson (1) a trouvé que sur trente-cinq néphrotomies exploratrices, dans vingt-deux cas on rencontra le calcul, dans treize on ne put le découvrir.

Morris (2) a réuni dix-huit cas où l'incision exploratrice s'est terminée par néphrolithotomie, mais il a aussi quinze cas où les signes de calcul rénal étaient plus ou moins nets, et où l'incision exploratrice est restée négative.

Si donc cette opération présentait une véritable gravité, elle ne devrait pas être recommandée, car le risque couru ne serait plus en rapport avec le bien à en retirer.

Mais, tout d'abord nous devons dire qu'il y a peu d'opérations dont l'innocuité soit plus grande que celle de l'incision lombaire, et nous allons le prouver par les statistiques ; ensuite, chose curieuse, même dans les cas où on n'a pas rencontré de calcul, un soulagement appréciable a suivi l'intervention, soulagement qui parfois a été de fort longue durée.

Gross (3), dans son travail sur les indications de la néphrectomie, a réuni vingt-trois cas d'incisions exploratrices, trois par Beck, deux par Morris, Lucas et Annandale, un par Gunn, Durham, Lente, Golding Bird, Barker, Barbour, Morton, Anderson, Fowler, Powell, Thornton, Hulcke, Bardenheuer, Lawson ; tous les malades guérirent de l'intervention.

Newman (4) a réuni quarante-deux cas d'incision sur le rein, pour

(1) Dickinson, *cité par* Newman.
(2) Morris. *Medic. society*, 9 février 85.
(3) Gross. *American journal of medic. science*, 1885.
(4) Newman. *Loco citato.*

la recherche d'un calcul alors qu'il n'y avait pas de suppuration, et il n'a pas un seul cas de mort.

Il n'en est pas de même lorsqu'on a affaire à un organe suppuré et en partie détruit ; mais ici l'examen des statistiques montre encore que la lésion est tout, et que l'incision exploratrice n'ajoute que peu de chose à la gravité de l'état du malade.

Nous avons réuni plusieurs observations d'incisions infructueuses sur le rein, nous n'en avons trouvé aucune où l'intervention ait été nuisible au malade, bien au contraire, il est curieux de voir presque toujours une amélioration suivre le débridement de la région lombaire et du rein.

Morris (1), dans le travail que nous avons déjà cité tant de fois, passe successivement en revue les différentes hypothèses invoquées pour expliquer ces faits singuliers.

D'après lui, dans certains cas, les signes simulant le calcul seraient dus à une mobilité excessive du rein, et l'on sait en effet qu'une légère mobilité dans le sens vertical et horizontal peut donner lieu à de l'hématurie, de vives douleurs rénales et de la fréquence de la miction. Dans ces cas, l'opération aurait soulagé en fixant le rein à sa place dans la région lombaire ; cela s'expliquerait par l'exsudation plastique qui suit une exploration digitale du rein.

Morris a rencontré un cas dans sa pratique dont il explique la guérison de cette manière.

Dans d'autres circonstances, comme l'a supposé Annandale (2) la section de nerfs voisins du rein peut avoir entraîné la cessation de la douleur et de l'irritation rénale. On aurait eu affaire alors à une douleur de névralgie réflexe, et l'arrachement ou la section de ces nerfs expliquerait la disparition de la douleur et des signes fonctionnels.

Dans un troisième ordre de cas, les signes rénaux peuvent avoir été dus à de la périnéphrite chronique, et l'incision lombaire aurait donné du soulagement en diminuant la tension, de même que l'incision du périoste soulage la douleur de la périostite. Morris pense

(1) MORRIS. *Medic. society*, 9 février 1885.
(2) ANNANDALE. *Edinburg medic. journal*, janvier 1875.

que c'est là ce qui se produit dans les cas où il s'écoule ensuite de temps en temps un peu de pus par l'incision. Le soulagement qui a suivi l'incision sur un cancer du rein dans l'observation de Reliquet (1) s'explique ainsi (Observ. IV).

L'hystérie peut aussi provoquer des douleurs excessives accompagnées d'hématurie ; les deux faits suivants cités par Morris dans son travail le prouvent. Par contre il ne faudrait pas attacher trop d'importance aux signes hystériques chez une personne que l'on soupçonnerait d'avoir un calcul du rein et dans le cas d'Owen Rees, cité également par Morris et que nous donnons après les deux autres, cette erreur avait été commise.

OBSERVATION XVI

Exploration sans résultat chez un hystérique. — Amélioration consécutive, par HULKE. — Citée par MORRIS. *Medic. Society*, *Brit. Med. Journal*, 1885, p. 331.

Jeune homme entre à Middlessex Hospital, dans le service de M. Hulke; il se plaignait de douleurs violentes dans les reins et le pli de l'aine, et disait qu'il avait perdu du sang avec son urine. Il décrivait, en fait, complètement les signes d'un calcul rénal. Il fut exploré, mais sans résultat.

Ensuite il dit qu'il avait oublié de prévenir qu'il avait avalé une épingle, qui s'était piquée dans son rein.

On lui donna un peu de chlorure de sodium en solution, en lui assurant que cela dissoudrait l'épingle. Il guérit rapidement, et quitta l'hôpital parfaiment bien.

OBSERVATION XVII

Femme hystérique, avec signes de calcul. — Incision exploratrice sans résultat. — MORRIS. *Medic, Societ., British. Med. Journal*, 1885, p. 331.

On m'envoya une jeune femme du comté de Buckingham dans le but d'explorer son rein ; deux fois depuis elle revint, mais comme je pensais que ces symptômes étaient en grande partie dus à l'hystérie, je refusai de l'opérer.

Depuis, le rein de cette malade a été mis à découvert, manié entre le pouce et l'index et ponctionné en six places, mais sans trouver de pierre. Elle guérit rapidement de la plaie exploratrice.

OBSERVATION XVIII

Signes de calcul du rein pris pour les phénomènes hystériques. — Exploration découvre ce calcul. — OWEN REES, citée par MORRIS. *Brit. Med. Journ.,* 1885, p. 331.

Jeune femme hystérique, se plaint de douleurs lombaires et de fréquence

____

(1) RELIQUET, in thèse BRODEUR.

de miction ; cela est attribué à l'hystérie et traité comme tel jusqu'à ce que, enfin, un examen plus attentif de l'histoire clinique révéla qu'elle avait eu plusieurs hématuries.

Incision exploratrice : on trouve un calcul mûriforme dans son rein.

Chez certains malades, l'acidité excessive de l'urine, ou la présence de petits graviers, peut simuler l'existence d'un calcul rénal. On peut alors expliquer l'amélioration par le repos absolu et le régime, quoique il semble encore plus probable que la manipulation du rein a détaché le petit gravier, ou la petite masse de sable qui irritait un calice ou le bassinet et qu'elle a été entraînée par l'urine.

Enfin dans quelques cas, l'incision est tombée sur un rein tuberculeux au début, et le soulagement qui a suivi a été produit par la libération d'un peu de pus, grâce à l'acupuncture ou à l'incision du rein. M. Beck a eu un cas semblable.

Clement Lucas (1) attribue aussi les meilleurs effets à l'incision portant sur le rein tuberculeux au début, il explique le soulagement qui a suivi les incisions exploratrices infructueuses, soit par la section de nerfs de la paroi, soit de nerfs sympathiques voisins du rein, soit par la fixation du rein, grâce au processus de cicatrisation de la plaie.

Annandale (2) dit que s'il y a eu erreur de diagnostic, le mal n'est pas grand, l'incision lombaire se fermera facilement, et l'expérience des cas connus montre qu'il y a eu presque toujours un soulagement de la douleur rénale après l'incision. Tel fut le résultat dans ces deux cas ; il suppose que cela a pu agir comme un énergique révulsif, ou, ainsi que nous l'avons déjà dit, par section des nerfs.

Belfield (3) considère l'exploration du rein comme ne présentant pas de dangers, et servant non seulement à résoudre un difficile problème de diagnostic, mais aussi rendant la néphrectomie moins dangereuse par drainage préliminaire, cela est prouvé par la statistique de Gross (4) : douze néphrectomies après exploration, une

(1) CLEMENT LUCAS. *Brit. medic. journal*, 1883, p. 611.
(2) ANNANDALE, *loco citato*.
(3) BELFIELD. Digital exploration of the Kidney. *N. York medic. Record*, mai 1887.
(4) GROSS, *loco citat.*

mort; soixante et une néphrectomies immédiates, trente et une morts.

Enfin l'observation de M. Le Dentu et celle de M. Chaput que nous reproduisons ci-après, montrent bien tout à la fois l'utilité et le peu de gravité de l'opération.

Même en admettant que les cas heureux sont tous publiés, tandis que les cas malheureux ne sont pas connus, les statistiques de Gross et de Newman sont trop belles pour ne pas donner confiance et persuader de l'innocuité de l'incision exploratrice.

Il peut cependant survenir des accidents à la suite de cette intervention et les observations suivantes en sont une preuve, mais ces accidents ne sont jamais produits que dans des cas où l'état général était déjà fort mauvais, et nous n'avons pas rencontré une seule observation, où l'incision faite sur un rein encore en bon état ait nui au malade.

Il est donc juste de dire que dans les cas où l'état général du malade fera craindre, comme dans quelques-unes des observations suivantes, que les deux reins ne soient atteints, on devra agir avec une grande prudence ; mais il faut ajouter, que, faite de bonne heure, l'incision a souvent permis de fixer le diagnostic, a parfois complètement guéri le malade, presque toujours soulagé, et n'a jamais été cause d'accidents graves.

Nous reproduisons ci-après les observations dans lesquelles il y a mention d'un accident quelconque, et celles qui nous ont semblé avoir de la valeur pour établir l'innocuité de l'incision.

OBSERVATION XIX (Inédite, due à l'obligeance de notre collègue BUREAU). *Pyélonéphrite à gauche. Incision exploratrice. Diagnostic d'exploration médiate confirmé par la palpation directe*, par M. le professeur GUYON.

Femme, 20 ans. Strumeuse. Plusieurs rétentions d'urine sans cause reconnue. En mai 1887, hématurie sans cause occasionnelle, assez abondante, dure dix-huit jours, avec mictions fréquentes, frissons, douleur lombaire. Il persiste de la cystite.

En avril 1888. Nouvelle crise hématurique, dure six semaines, jusqu'à l'entrée dans le service le 28 juin 1888. A l'*entrée*, la palpation fait reconnaître douleur urétérale à gauche sans augmentation de volume, rein gauche légèrement douloureux, pas d'augmentation de volume possible à percevoir, pas de ballottement. Rien à droite. Recherche de bacilles tuberculeux dans l'urine reste négative. Hématurie cesse trois jours après l'entrée.

Pendant les mois suivants, plus d'hématurie ; cystite s'améliore, mais pyurie intermittente. Le rein gauche et l'uretère du même côté sont toujours douloureux à la palpation, mais la douleur est plus accusée pendant les crises de rétention, le rein droit paraît sain. Des examens répétés ne font percevoir aucune augmentation de volume du rein gauche. Nouvel examen le 17 novembre après chloroformisation, et pendant une des crises de rétention purulente dans le rein, donne un résultat absolument négatif.

A la fin de novembre, les douleurs rénales à gauche et les troubles digestifs sont extrêmement accusés, bien que les périodes de rétention ne dépassent guère deux jours, tandis que celles de pyurie persistent huit à dix jours.

Cystite très améliorée, la malade n'urine plus que trois à quatre fois en vingt-quatre heures, sans aucune douleur, mais la vivacité des douleurs rénales lui fait demander avec instances une intervention chirurgicale.

M. Guyon, quoique persuadé que le rein n'est pas augmenté de volume, ne croit pas devoir refuser cette chance de soulagement à la malade, et le 4 janvier, il fait une incision exploratrice.

Chloroformisation. Malade placée sur le côté sain, avec une alèze roulée sous le flanc pour faire saillir la région opératoire. Nouvelle palpation bimanuelle sans résultats.

Incision verticale à sept centimètres des apophyses épineuses, allant de la crête iliaque à la dernière côte. Incision de la gaine du long dorsal, la masse musculaire est réclinée en dedans. Incision de l'aponévrose moyenne, le carré est récliné à son tour.

M. Guyon déchire du bout des doigts l'atmosphère celluleuse, le rein est facile à isoler, on palpe avec soin ses faces et ses extrémités, le bassinet paraît vide, il n'est pas dilaté.

Somme toute l'exploration directe ne fait dans ce cas que confirmer purement et simplement les données déduites des signes fonctionnels et de la palpation médiate.

Une intervention n'étant pas jugée nécessaire, on referme la plaie.

Double plan de sutures musculaires au catgut, huit points sur le carré, huit points sur la masse sacro-lombaire et l'aponévrose. Suture superficielle avec crins de Florence. Drain dans l'angle inférieur de la plaie.

Pansement : Gaze iodoformée. Ouate hydrophile.

Soir. Malade bien, sondée trois fois, peu d'urine.

8. Premier pansement, réunion par première intention, urines purulentes.

10. Urines claires, deuxième pansement, drain supprimé.

15 janvier. Plaie fermée totalement. La malade est sortie depuis, souffrant encore, mais plutôt améliorée depuis l'intervention. Toujours pyurie.

OBSERVATION XX (Résumée)

Incision lombaire exploratrice, acupuncture dans la substance rénale. Néphrorrhaphie. Réunion sans drainage, guérison, par le Dr CHAPUT, chirurgien des Hôpitaux.

Madame Defer, veuve Rousset, âgée de 42 ans, femme de ménage, entre le 12 mars, salle Chanaignac n° 8.

Elle a été soignée antérieurement dans le service de M. Brocq pour des

coliques néphrétiques et des douleurs lombaires persistantes. Comme il existait une tuméfaction de la région lombaire proéminant nettement vers l'abdomen, M. Brocq s'était décidé à la faire passer dans le service de chirurgie.

A son entrée à la salle Chassaignac, la malade se plaint de douleurs persistantes dans l'hypocondre droit; l'inspection ne révèle rien de spécial, ni tuméfaction, ni asymétrie. Mais la palpation méthodique du ventre, faite à deux
reprises, la seconde fois sous le chloroforme, montre nettement que le rein est
mobile dans tous les sens, surtout transversalement; il paraît bosselé à sa face
antérieure; son extrémité inférieure paraît se continuer avec un prolongement
en forme de queue.

La sensation du ballottement rénal est nettement donnée par l'exploration
que M. Guyon a rendue classique.

L'examen des urines pratiqué avec le plus grand soin par M. Bourgougnon,
interne en pharmacie du service, ne fait reconnaître ni sang, ni pus, ni albumine, ni calculs, ni sels en proportion anormale.

En présence des symptômes éprouvés antérieurement par la malade, en présence de ses douleurs persistantes et des symptômes révélés par l'examen
local, le diagnostic paraît très difficile à poser d'une façon précise, on hésite
entre le calcul du rein, tumeur du rein très au début, et rein mobile.

Etant donnés les avantages considérables de l'intervention hâtive, surtout
pour les deux premières affections, l'incision exploratrice est décidée.

Le *18 mars* M. Chaput fait une longue incision à sept centimètres environ des
apophyses épineuses ; elle empiète sur les dernières côtes ainsi que sur l'os
iliaque. Le grand dorsal, l'aponévrose lombaire sont sectionnés, la masse commune est réclinée en dedans, on déchire les aponévroses du transverse et le
carré lombaire; on tombe enfin sur l'atmosphère celluleuse du rein. Ce dernier est facilement énucléé avec les doigts et attiré dans la plaie. Il est à remarquer que son extrémité inférieure touche la crête iliaque. Le rein est un peu
plus gros que normalement, mais d'apparence saine. Vers la partie moyenne
de son bord externe, se produit sous nos yeux une grosse ecchymose du diamètre d'une pièce de 2 francs environ.

Le rein est exploré avec les doigts, sa consistance est saine. Le bassinet et
l'uretère ne paraissent contenir aucun corps dur. Enfin à l'aide d'une aiguille
fine, montée sur une pince hémostatique, on le pique en six ou huit endroits,
sans rencontrer de calculs. Ces explorations ayant paru suffisantes, on arrive à
cette conclusion que le rein est simplement déplacé. On pratique alors la néphrorrhaphie; six fils de soies sont passés à travers la substance même du rein
et les lèvres de la boutonnière musculaire, trois fils en dehors et trois en dedans·

Des sutures profondes, au nombre de sept, sont passées à l'aide de la grande
aiguille à périnéorrhaphie.

Une multitude de sutures superficielles sont placées, elles sont séparées les
unes des autres par une distance d'un demi-centimètre environ.

Pansement iodoformé.

Les jours suivants, température absolument normale, pas de douleurs.

Le *27 mars*, ablation des fils, la réunion est parfaite.

Le *4 avril*, second pansement, la réunion persiste.

La malade part le 13 avril, guérie au Vésinet.

OBSERVATION XX

*Incision exploratrice. — Rein sain. — Disparition des douleurs. —*ANNANDALE, *Edinb., Med. Soc.,* janv. 1875.

J. S..., femme de 36 ans, fut transférée dans mes salles, venant d'un service de médecine, le 27 mai dernier.

Cette malade avait été soigneusement traitée par le Dr J. Balfour, à cause des signes bien nets de calcul rénal qui existaient depuis deux ans, et qui étaient si graves qu'ils l'empêchaient de faire son ménage. Le traitement médical n'avait pas pu la soulager de ces symptômes. On espérait que la chirurgie ferait quelque chose pour elle.

Comme ces signes faisaient penser nettement à une affection du rein gauche, je proposai une incision exploratrice antiseptique, procédé que j'ai recommandé il y a cinq ans.

La malade consentant volontiers, je fis une incision dans la région lombaire gauche, exposant le rein tout entier et la partie supérieure de l'uretère, derrière le péritoine, et je fis un examen attentif de l'organe.

Le résultat de cette exploration fut que, autant qu'on pouvait s'en assurer, le rein était parfaitement sain et l'uretère aussi, et qu'on ne pouvait trouver aucune trace de calcul. La plaie fut alors fermée et pansée comme habituellement.

Aucun mauvais résultat ne suivit l'opération, mais d'un autre côté la malade fut absolument débarrassée de ses douleurs, et elle quitta l'hôpital guérie, croyant complètement à l'efficacité de l'opération.

Annandale croit que l'incision a agi ici comme un vigoureux révulsif.

OBSERVATION XXI

Exploration sans résultat. — Pas d'accident. — BARKER, *Lancet,* 24 janv. 1885, page 141.

Croyant à une pierre dans le rein, on fait une incision exploratrice lombaire; on palpe le rein directement, on ne sent pas de calcul. On fait plusieurs ponctions avec aiguille à acupuncture, on ne trouve rien.

Suture de plaie. Guérison sans accident de la plaie opératoire.

OBSERVATION XXII

Signes fonctionnels de calcul rénal. — Incision exploratrice lombaire, avec palpation et acupuncture multiple du rein. — On ne trouve pas de pierre. — La plaie opératoire guérit en quelques jours sans mauvais effet. — M. ARTHUR E. BARKER, *Lancet,* 1885, 1, 140.

A. G..., entre à University College Hospital le 23 janvier 1882, ayant déjà été traité pour un calcul du rein dans deux hôpitaux. Sa maladie semble dater de trois ans, époque où ses parents remarquèrent pour la première fois qu'il avait de la douleur et de la gêne en urinant. Il fut alors circoncis à l'hôpital des Enfants (Ormond-Street), mais un peu plus tard on remarqua en plus les symptômes de douleurs du côté droit et d'hématurie.

Il fut mené à Saint-Peter's Hospital, où il resta environ un mois; pendant

cette période, il fut plusieurs fois sondé pour un calcul dans la vessie, mais avec un résultat négatif. Le repos au lit semblait cependant arrêter l'hémorragie, mais la douleur de rein était aussi forte que jamais.

Après cela, je le reçus ici, à l'hôpital, pour l'observer, mais là aussi le repos sembla le soulager presque complètement, et, en conséquence, il quitta l'hôpital peu après.

Je le revis de nouveau le 23 janvier 1882. Tous les signes étaient revenus. Paroxysmes de douleurs augmentant graduellement d'intensité et ressentis dans la région lombaire et le sommet du pénis. Pendant la douleur, le malade a des nausées, mais pas de vomissements. L'urine n'est pas toujours sanglante après les attaques de douleur, mais elle est habituellement plus claire d'abord, puis devient de plus en plus foncée et épaisse, ressemblant à du sang pur à certains moments. Miction cinq ou six fois par jour ; pas de souvenir d'augmentation de fréquence de la miction à aucun moment. L'enfant a toujours été délicat, il a eu des bronchites dans sa première enfance ; son père est asthmatique ; sa mère est bien portante.

Le 31 janvier, examen sous le chloroforme de la vessie et de l'uretère par le rectum, palpation du flanc avec beaucoup de soin, mais on ne trouve rien d'anormal d'aucun côté. L'urine rendue immédiatement après l'examen était claire, mais celle qui fut rendue la nuit suivante était rouge brun, contenant des globules rouges et blancs et des cristaux d'oxalate de chaux. Le jour suivant, le garçon semblait très bien.

Il est noté aussi que le trois février l'urine rendue fut plus sanglante qu'elle ne l'avait encore été, elle était acide et contenait des cristaux comme auparavant, pour ce qui est du reste la santé générale était bonne et il n'y avait aucune des crises de colique néphrétique dont le malade s'était plaint autrefois. Nous avions donc là l'apparence la plus complète d'un calcul rénal, il manquait à peine un symptôme à sa description habituelle. En premier lieu, douleur dans la région rénale droite, paroxystique avec irradiation vers le pénis et suivie d'hématurie grave.

Urine acide contenant des cristaux d'oxalate de chaux et rouge de sang. Le fait que le rein n'était pas augmenté de volume excluait presque l'idée d'un néoplasme, puisque les symptômes dataient de trois ans et semblaient aussi exclure l'idée d'une tuberculose datant de cette époque ; ensuite, après l'exploration nouvelle de la région lombaire, il y avait le jour suivant augmentation de l'hématurie. Il n'y avait pas cependant d'augmentation de fréquence de la miction à aucun moment. C'était là le seul symptôme de calcul qui manquât. Il nous sembla donc que, tout ayant été fait sans résultat pour atténuer les souffrances de cet enfant, la meilleure voie à suivre était de faire une incision jusqu'au rein, de l'explorer avec soin et de retirer la pierre si on en trouvait une. Dans ce but, le 8 février, je fis une incision jusqu'au rein, allant obliquement de derrière le sommet de la douzième côte en bas et en avant. Pour gagner de l'espace, le sommet de la côte fut coupé avec une pince à os. Je passai alors mon doigt sur les deux surfaces du rein sans y rien trouver d'anormal, je ponctionnai alors l'organe dans toutes les directions, environ vingt fois, avec une longue aiguille enfoncée profondément mais avec un résultat également négatif ; comme je ne pouvais pas me décider à retirer un rein dans lequel rien ne paraissait anormal, je fermai la plaie ; c'était l'un des premiers cas où le mode d'exploration était adopté dans cet hôpital et son résultat fut surveillé avec grand intérêt, l'opération n'avait pas été difficile, je n'avais eu à lier qu'un vaisseau musculaire et les piqûres du rein saignaient à peine.

La palpation de l'organe qui était petit et haut placé derrière les côtes fut la seule chose qui offrit de la difficulté.

Précautions antiseptiques pendant l'opération : pansement avec lint et huile phéniquée, et une couche de ouate salicylée, petit tube à drainage dans l'angle inférieur de la plaie.

Le jour suivant, peu de chose à noter, si ce n'est une légère sensibilité dans le côté et du malaise. Tr. 99.8 (38), pouls 144. La nuit suivante le malade dormit mieux, le matin Tr. 100.6 (38.5.) ; le malade aurait rendu seize onces d'urine en vingt-quatre heures (450 grammes) avec quelques douleurs au pénis, mais bien moins qu'auparavant, l'urine d'abord légèrement couleur de café s'éclaircit de plus en plus.

Premier pansement le 10 février, pas de suppuration, le tube est retiré ; pansement le même que le premier jour. Le 13, légères douleurs dans le flanc, après un repos le malade rend de l'urine couleur rouge brun foncé. Le 14, le malade est absolument remis de l'opération et s'asseoit sur son lit. Depuis plusieurs jours, très peu de douleurs dans le côté, mais quelques douleurs après la miction ; l'urine, à cette époque, est seulement un peu trouble, avec une assez grande quantité de globules rouges et blancs et de cristaux d'oxalate de chaux. Le 21, je retire les sutures métalliques, car la plaie est fermée par première intention ; le 27, pour la première fois, et les jours suivants il se lève, il court de côtés et d'autres sans souffrir en aucune manière ; il quitta l'hôpital le 1er mars, ne souffrant plus nulle part.

Il est digne de remarque que, depuis l'opération, le malade ne ressentit plus de douleurs dans le rein, ni ailleurs, pendant une longue période ; il remarqua seulement un peu de sang dans ses urines. Quelques mois après cependant sa santé semble décliner et il eut un retour de ses anciens symptômes ; il rentra alors dans une salle de médecine pour être observé, mais on ne put rien trouver de nouveau. Le repos, la bonne nourriture, les toniques semblent lui avoir profité, car les symptômes diminuent de gravité. Depuis qu'il a quitté l'hôpital, je ne l'ai plus revu.

OBSERVATION XXIII

Rein tuberculeux. — Grande prostration. — Néphrotomie exploratrice. — notable amélioration pour quelques mois. — Mort de cachexie cinq mois plus tard, par ART. BARKER *Lancet*, 24 janv. 1885.

Femme 27 ans.

Malade depuis six mois, ayant eu à l'âge de 17 ans des symptômes ressemblant à de la colique néphrétique. Ayant souvent rendu depuis ses urines rouge brique. Une nouvelle douleur semblable est survenue il y a six mois ; à cette époque aussi elle a eu une saillie du côté droit de l'abdomen, grosse comme un œuf, légèrement sensible à la pression. Cette saillie disparaît après huit semaines; pendant qu'elle existait la malade avait eu de la pyurie et de la fréquence de la miction qui disparurent aussi.

Elle entre à l'hôpital en mars 1880, malade, amaigrie, jambes très enflées, veines très accusées; à part de la plénitude dans le flanc droit, s'étendant vers la fosse iliaque, tout semble normal dans la palpation dans le ventre. La tumeur sentie n'est pas douloureuse, on sent l'intestin en avant d'elle. Le repos au lit et le traitement général améliorent un peu l'état de la malade, le gonflement des jambes diminue, elle devient un peu plus forte. *Le 21 avril* on me demande de l'examiner, je diagnostique une tumeur rénale contenant probablement du pus et une pierre. J'explore la tumeur avec une aiguille aspiratrice à travers la région lombaire, à une profondeur modérée, je pénètre dans une collection de pus fétide dont je retire une once et demie (42 grammes).

En enfonçant l'aiguille un peu plus profondément on ne retire que du sang pur.

On ne trouve aucun calcul.

Aucun mauvais effet ne suivit cette opération, il n'y eut ni pus ni sang dans l'urine; comme la malade restait dans le même état, je fis une incision jusqu'au rein par la voie lombaire, une semaine après, le 27 avril.

En atteignant le rein on ponctionna avec une aiguille aspiratrice et on retira un peu de pus.

Je passe un bistouri le long de l'aiguille, et à travers l'orifice que j'ouvre ainsi, j'introduis mon doigt dans le bassinet. Hémorragie assez abondante pendant un instant, mais s'arrêtant vite. Le bassinet paraît souple partout où le doigt peut atteindre, on ne sent pas de calcul.

Précautions antiseptiques. — L'opération produisit un choc considérable, pendant vingt-quatre heures la température resta au-dessous de la normale, mais la malade se remit rapidement, son état présenta une véritable amélioration. On parla plusieurs fois de faire la néphrectomie, mais je m'y opposai, craignant une trombose des grosses veines de l'abdomen. La malade s'affaiblit peu à peu et mourut au mois de juillet suivant, cinq mois après l'opération.

L'autopsie montra que le rein gauche était augmenté de volume et amyloïde; le rein droit qu'on avait exploré était rempli de cavités tuberculeuses et fortement adhérent aux organes voisins, en particulier au côlon ascendant et au cœcum.

OBSERVATION XXIV

Douleurs vives du rein. — Incision lombaire exploratrice. — Incision du rein. — Rein sain. — Disparition des douleurs. — BELFIELD, *New-York, Med. Record.*, mai 1887.

Femme, 36 ans, dyspeptique; depuis un an, maux de tête, douleurs dans le rein et dans la cuisse gauches.

En mars 1886, la miction devient fréquente, douloureuse, l'urine renferme du pus et du sang.

En juin, nausées, vomissements, troubles de la vue. Douleurs constantes dans le dos, l'abdomen, la cuisse gauche ; l'intensité seule varie. La malade est forcée de garder le lit.

Entrée au mois d'octobre, très affaiblie, morphinomane, douleurs dans les deux reins, surtout le gauche ; pas de gonflement, pas de sensation de dureté. Urine toutes les demi-heures et plus, douleur vive au col vésical. Urine de 9 à 27 onces par jour (250 à 750 grammes) sans pus, cristaux d'acide urique.

Uretère droit cathétérisé, urine sans pus ni sang.

Opération, le 29 novembre 1886. Incision lombaire sur le rein gauche, rein normal à l'œil et au doigt ; acupuncture du bassinet, pas de corps étranger.

On fait alors l'incision du bassinet avec le thermocautère ; exploration digitale de l'intérieur de la cavité ; la muqueuse est rude, dure, ulcérée ; on évacue une certaine quantité de grumeaux de pus.

A part des vomissements les premiers jours, la guérison se produit sans interruption. Fistule lombaire fermée le vingt-sixième jour.

La malade est, depuis l'opération, guérie de ses anciennes douleurs, elle engraisse et prend des forces. L'urine ne renferme ni pus ni sang.

La menstruation, troublée avant l'opération, s'est régularisée depuis.

OBSERVATION XXV

Incision exploratrice. — Rein tuberculeux. — Mort par urémie onze jours après l'opération. — BELFIELD, *New-York, Medical Record*, mai 1887.

C. C..., 48 ans, jouissait d'une excellente santé jusqu'à il y a deux ans ; depuis lors il a souffert de mictions plus fréquentes et de douleurs augmentant graduellement, urine purulente, parfois un peu de sang.

Il y a un an, il urina de petits calculs gros comme une chevrotine.

Pendant les trois derniers mois, de temps en temps il ressentait des douleurs dans la région lombaire gauche et le testicule, durant quelques heures il eut des coliques rénales atténuées.

Il fut traité pour un mal de Bright et une cystite.

Quand il fut placé dans mon service, le 5 janvier 1887, il était amaigri, urinait toutes les demi-heures, avec des douleurs dans la vessie et au gland. Urine alcaline de 30 à 40 onces (800 à 1,100 gr.) par jour ; beaucoup de pus et quelques globules sanguins.

Il ressentait des douleurs fortes à la pression sur le rein gauche, aucune douleur au rein droit.

Il avait évidemment de la pyélite du côté gauche, d'origine soit calculeuse, soit tuberculeuse ; pas de bacille dans le pus examiné une fois.

Le 26 janvier, je fis l'incision lombaire ; le rein fut trouvé au-dessus du volume moyen, une masse dure existait à l'union du bassinet et de l'uretère.

Pour déterminer la nature de cette masse, le rein est incisé ; le doigt dans le bassinet trouve la cavité dilatée, et en quelques points ulcérée.

La masse donc consistait en tissu épaissi, obstruant en partie l'uretère.

Comme la maladie était évidemment tuberculeuse, et que l'état de l'autre rein était inconnu (quoique suspect à cause de l'augmentation de volume du rein gauche), on ne fit pas l'extirpation.

Le malade ne fut pas déprimé par l'opération ; le troisième jour il était assis sur son lit.

Le cinquième jour, pourtant, l'urine est teintée de sang et diminuée de quantité ; les signes ordinaires de l'urémie surviennent, amenant sa mort le onzième jour.

Une autopsie partielle montra que le rein gauche (exploré) était peu tuberculeux et très congestionné ; le rein droit très tuberculeux, la prostate et la vessie normales.

Rien ne faisait penser au rein droit, il aurait fallu pouvoir examiner son urine. La mort semble due à la congestion amenée par l'exploration, qui avait causé une dépression brusque du bassinet, identique à ces cas où l'anurie, et quelquefois l'urémie, suivent l'évacuation trop rapide d'une vessie longtemps distendue.

OBSERVATION XXVI

Pyélonéphrite calculeuse à droite. — Néphrotomie exploratrice négative. — Guérison. — BENNETT MAY. *Birmingham Med. review*, December 1885, *in th.* BRODEUR.

Femme de 23 ans. Antécédents calculeux héréditaires.

En janvier 1884, violente douleur survient subitement du côté droit, elle est continue avec exacerbation. Depuis janvier 1885, pus dans l'urine. En avril 1885, première hématurie, urines diminuées de moitié, diminuent d'une manière intermittente.

Quand la pyurie disparaît, vives douleurs, quand le pus revient dans l'urine les douleurs cessent.

En mai, après une attaque de douleurs très vives, la malade rend un petit calcul mûriforme, gros comme un pois. Amélioration consécutive de tous les signes pendant plusieurs semaines. Bientôt les douleurs reprennent, quoique moins fortes. Il reste peut-être un autre calcul ? Malade très désireuse qu'on s'en assure par une opération.

Le 20 juin 1885. Incision exploratrice lombaire verticale. Palpation du rein, puis cinq à six piqûres donnent résultat négatif. Incision du rein, et exploration de son intérieur avec le doigt et la sonde, le résultat est encore négatif. Le rein est un peu volumineux, mais sain.

Drainage de plaie lombaire. Pas de drain dans le rein. Suture, pansement de Lister. Cicatrice complète le 20 juillet 1885. Le premier jour 9 onces 1/2 (304 gr.) d'urine mêlée de sang par le cathétérisme.

Le sang cesse de teinter l'urine le sixième jour. Jusqu'au vingtième jour après l'opération, l'urine coule par plaie lombaire. Actuellement l'état général est bon, il ne persiste que très peu de douleurs, n'empêchant pas la malade de faire son métier de couturière.

OBSERVATION XXVII

Pyélonéphrite du rein gauche. — Néphrotomie. — Grande amélioration. DUNCAN. *Edinb. Med. Journ.*, 1881, v. I, *in thèse* BRODEUR.

Homme, 19 ans. Traumatisme de la région rénale gauche. Emission d'urine sanguinolente. Le matin, urines claires et mictions non douloureuses ; le soir, après un jour de travail, urines foncées, en petite quantité, et miction douloureuse.

Lorsque le travail était un peu pénible, des douleurs atroces apparaissaient dans la région lombaire, s'irradiant vers le scrotum. En même temps, vomissements et battements de cœur.

Par le repos tous ces troubles disparaissent. Température varie 38° et 39°; urine avec phosphate et pus.

Opération 1881. Incision horizontale entre la dernière côte et la crête iliaque; rein facilement accessible et par l'exploration de l'organe et de l'uretère; on ne découvre aucun calcul.

Guérison de la plaie rapide.

L'état du malade s'améliore,

Duncan pense qu'il y a un petit calcul qui s'est dégagé de la substance rénale.

Observation XXVIII

Incision exploratrice. — Sans résultat. — Pas de soulagement. — Néphrectomie deux ans après. — Mort. — Durham. *Brit. medic. journal,* mai 1872.

M. Durham a enlevé le rein droit d'une femme, à Guy's Hospital. La malade, agée de quarante-trois ans est la même sur laquelle, il y a plus de deux ans, Durham découvrit le rein qu'il a enlevé mardi avec l'espoir de trouver un calcul dans ou aux environs du bassinet. Aucun calcul n'étant trouvé, et le rein paraissant sain, la plaie fut refermée. La malade se rétablit bien de l'opération, la plaie guérit, mais elle ne fut pas soulagée de la vive douleur de l'hématurie et des autres symptômes dont elle souffrait.

On fait la néphrectomie deux ans après la première opération; mort au bout de sept jours. Le rein était sain.

Observation XXIX

Signes de calcul. — Exploration du rein et de la vessie sans résultat. — Golding Bird. *Brit. med. journ.* 1880, p. 923.

Jeune garçon ayant douleurs, hématuries, pus dans l'urine, gonflement douloureux dans la région lombaire.

Golding Bird pense à calcul du rein gauche, propose exploration.

Elle est faite le 16 septembre 1879, sous pulvérisation phéniquée. Incision oblique de paroi comme pour colotomie, juste au-dessous de dernière côte.

La graisse sous péritonéale fut vite mise à nu, on n'eut que deux vaisseaux à tordre; on arriva sur le péritoine que l'on voyait bomber à chaque inspiration.

La plaie maintenue ouverte par des rétracteurs permet une facile exploration du rein jusqu'au bassinet. On ne sent rien dans le bassinet. Substance rénale souple, sauf un petit nodule du volume d'un grain de millet saillant à la surface.

Comme on ne trouve pas de pierre, la plaie est fermée avec des sutures de soie, et guérit rapidement sans accident.

Pendant quinze jours, le malade est soulagé, puis les douleurs reviennent et l'urine devient sanglante et purulente comme devant. Pas de gonflement de région lombaire au moment de l'opération, pas depuis.

En octobre suivant, Durham fait exploration de vessie sans trouver de calcul, drainage par boutonnière périnéale; depuis ce moment l'état général s'améliore, mais toujours de temps en temps, douleurs lombaires, peu à peu elles disparaissent et le 3 mars 1880, plus de douleurs.

Golding Bird pense que dans les cas de diagnostic douteux comme celui-là, il ne faut jamais hésiter à faire une incision lombaire pour découvrir le rein, car si on arrive sur un calcul rénal, c'est la guérison pour le malade, et lorsqu'on ne rencontre pas de pierre, comme dans le cas présent, les risques courus sont presque limités à l'ennui de l'opération pour le malade, car le péritoine n'est pas intéressé et la plaie est placée au mieux pour le drainage.

OBSERVATION XXX

Incision exploratrice sans résultat. — W. GARDNER. *Australian Med. Journ.*, 1885, et *Revue de Chirurgie*, 1885, *thèse* BRODEUR.

Malade souffrant de la région lombaire gauche et atteinte de gravelle. Incision exploratrice. On ne trouve rien. Plaie suturée. Guérison.

OBSERVATION XXXI

Pyélonéphrite suppurée du rein gauche. — Incision exploratrice sans résultat. — Guérison de l'opération. — WILLIAM GARDNER. *The Australian Medic. Journ.*, *thèse* BRODEUR.

Femme vient consulter Gardner en août 1884. Depuis plusieurs années, elle urine du sable et du pus et ressent douleur dans la région du rein gauche. Malade très grasse, on ne peut déterminer si ou non augmentation du volume du rein.

Néphrotomie exploratrice septembre 1884. Incision lombaire, incision du rein, exploration digitale de l'intérieur du rein. On ne trouve rien.

Plaie suturée, drainée. Pansement ordinaire.

Plaie guérit très vite et drain enlevé quelques jours après l'opération.

OBSERVATION XXXII

Abcès tuberculeux du rein droit. — Néphrotomie. — Mort un mois après. — Tuberculose des deux reins. — WILLIAM GARDNER, *The Australian med. journ.*, 15 avril 1885, *in thèse* BRODEUR.

J. S..., 28 ans, douleur et tumeur dans flanc droit depuis longtemps.

Une ponction faite le 13 avril évacue une grande quantité de pus fétide.

La néphrotomie fut faite le 16 mai 1885.

L'incision lombaire du rein droit donna issue à environ 200 grammes de pus très fétide. L'exploration digitale ne fit pas découvrir de calcul.

Drainage et pansement.

Le lendemain, soulagement marqué, pas de fièvre.

Le 20 mai, la suppuration est abondante ; l'urine contient de l'albumine et du pus. Constipation.

Le 25 mai, nouvelle et notable amélioration ; deux litres d'urine claire.

Au mois de juin, l'état du malade devient grave. Les urines sont limpides, mais il y a du délire et une attaque épileptiforme. Les convulsions continuent le 18, et le 19 juin le malade meurt. A l'autopsie, on trouve deux reins tuberculeux.

OBSERVATION XXXIII

Incision exploratrice sur rein suppuré. — Rein opposé renferme gros calcul, on ne le reconnaît qu'à l'autopsie. HAWARD. *Transact of Clinic Society* 1882, p. 117.

Femme, 59 ans, souffre depuis plusieurs années dans la région lombaire droite, elle a souvent rendu des graviers, plusieurs hématuries. En octobre 1887, vomissements persistants, puis douleurs dans la région rénale gauche s'irradiant jusque dans le genou. A l'examen, à gauche tumeur nettement fluctuante, à droite, augmentation de résistance, tout l'abdomen sensible à la pression.

Haward fait, le 6 octobre 1881, une incision à gauche sur toute l'étendue de la tumeur. Dans la région de l'épine iliaque supérieure, il tombe dans une grande cavité, mais ne trouve pas de pierre.

Amélioration passagère de la malade, puis les signes reparaissent. Le 1er novembre, nouvelle tentative, élargissement de plaie, sans résultat ; malade meurt le lendemain.

A l'autopsie. Rein gauche. Gros abcès ; dans les calices plusieurs concrétions du volume d'une tête d'épingle. *Rein droit*, renferme gros calcul obturant à peu près complètement l'uretère.

OBSERVATION XXXIV

Calcul senti avec trocart à travers les téguments. — Néphrolithotomie sur rein dilaté. — Mort par anurie. — Rein opposé très malade. — JONES, *Brit. Medic. Journ.*, 1883, p. 1069.

Homme de 46 ans, malade depuis quatre semaines ; début par colique néphrétique à gauche, a rendu plusieurs petits calculs par l'urètre. Signes de cystite chronique, à l'exploration de vessie on ne trouve rien.

Examen de régions lombaires, on trouve sensation de plénitude à droite, on fait une ponction aspiratrice à ce niveau, on sent un calcul.

Incision oblique sous douzième côte ; on trouve une grosse tumeur fluctuante. En explorant avec l'aiguille à acupuncture on trouve de nouveau un calcul.

On incise le sac, il s'en échappe un flot de pus, et on extrait le calcul sans difficulté. Mais le malade a une anurie complète après l'opération et s'éteint en vingt-quatre heures.

A l'autopsie, on trouve un calcul dans le rein gauche qui est tout à fait désorganisé.

Observation XXXV

Incision exploratrice sur le rein gauche. — On ne trouve pas de calcul. — Amélioration. — Mort par maladie intercurrente. — Kendal Franks, *Brit. M. J.,* 1888, page 685.

Fermier, âgé de 40 ans, opéré le 24 février 1887. Son histoire rénale remontait à un accident qui lui arriva en août 1885. Il reçut un coup de pied de cheval dans l'aine droite, il tomba en arrière, frappant son côté gauche et son dos contre un tas de pierres sur la route. Il perdit connaissance pendant quelques minutes et, en revenant à lui, il ressentit une douleur aiguë au niveau des deux dernières côtes du côté gauche. Environ une semaine après, il s'aperçut qu'il souffrait en urinant, surtout au niveau du gland. La miction était plus fréquente et se terminait souvent par le passage de quelques gouttes de sang.

Ces signes durèrent une quinzaine, puis il en fut débarrassé plus ou moins jusqu'en septembre 1885, où le travail violent de la moisson les fit reparaître. Cela continua sans amélioration jusqu'à ce qu'il vînt dans notre service.

A ce moment, il se plaignait de douleurs sur le rein gauche, sourdes et continues. Ces douleurs augmentaient par la position couchée sur le dos, sur le côté gauche, et par le mouvement. La douleur s'irradiait dans l'aine gauche et dans la verge, surtout lorsqu'il était cahoté. Il y avait de la douleur à la pression sur la région du rein gauche. L'urine était de couleur pâle et trouble, elle contenait une petite quantité de pus, et, de temps en temps, un peu de sang ; elle était acide, avec une gravité spécifique de 1,020. Le microscope montrait quelques cellules rénales, mais pas de moules.

Comme certains de ces signes faisaient penser à la possibilité d'un calcul vésical, il fut sondé deux fois, pour rechercher une pierre, la seconde fois sous le chloroforme, mais on ne put trouver rien d'anormal, si ce n'est des rugosités de la muqueuse vésicale.

Je fis en conséquence une incision exploratrice lombaire, et je mis à nu le rein gauche.

Je le pressai avec soin entre mes doigts, mais, à part un épaississement probable du bassinet, je ne pus reconnaître la présence d'aucun calcul.

Le rein fut alors ponctionné systématiquement avec une longue aiguille, mais on ne trouva rien. En conséquence, je fermai la plaie, qui guérit rapidement, la guérison était complète en une semaine ; et je renvoyai le malade chez lui.

Six semaines après, je sus qu'il était revenu à la campagne en bon état général, et qu'il avait peu de troubles urinaires.

A la fin de cette période, il prit froid, et eut une fièvre violente, pouls rapide et du délire ; mais, pendant cette attaque, les signes urinaires ne furent pas aggravés.

Il mourut le 15 avril, sans que le médecin qui le traitait put faire un diagnostic sur la cause de sa mort. Elle ne semble d'ailleurs pas du tout en rapport avec son affection rénale ou l'incision exploratrice.

Je dois ajouter que la douleur du côté fut améliorée par l'opération, sans doute à cause de la division de quelques nerfs.

OBSERVATION XXXVI

Abcès rétro-colique, simulant une tumeur du rein droit. — Exploration immédiate du rein. — Écoulement de matières stercorales par l'incision du flanc. — Guérison. — LE DENTU, *Chirurgie du rein et de l'uretère.* Paris, 1889.

Le nommé Louis N..., âgé de 20 ans, m'est adressé par un de mes collègues de Saint-Louis, au mois de février 1888, comme atteint d'une tumeur du foie. Après des examens répétés, me fondant sur ce que la tumeur, qui existe réellement, est recouverte par une zone de sonorité, qu'elle paraît adhérente à la colonne vertébrale, qu'elle se prolonge vers la région lombaire, je suis plus disposé à penser qu'il s'agit d'une tumeur du rein; mais l'urine n'offre rien d'anormal, les besoins d'uriner ne sont pas plus fréquents, la percussion et la palpation, pratiquées le plus possible en arrière, ne réveillent aucune douleur. D'autre part, la tumeur a une forme aplatie plutôt que globuleuse.

Le malade parle d'accidents inflammatoires qu'on aurait caractérisés de pérityphlite, mais la fosse iliaque n'a ni empâtement, ni sensibilité anormale.

Il prétend même avoir vomi du pus. De là à penser à une pyonéphrose ouverte dans les bronches, il n'y avait qu'un pas, seulement le défaut de précision, de renseignements, et de tout symptôme actuel suffisamment significatif, entretenait mon embarras.

Je résolus de faire une exploration.

Vers le 20 février, le malade étant profondément anesthésié, je fis une longue incision oblique parallèle à la douzième côte.

Les muscles abdominaux me parurent altérés; on y trouvait des lacunes vides, des interstices anormaux. Les fibres étaient indurées et d'une coloration tirant sur le gris violet.

Après avoir refoulé le péritoine et le côlon, j'arrivai sur le rein droit: L'ayant dénudé du côté de sa face antérieure, je glissai entre lui et la face postérieure de la tumeur, trois doigts de ma main gauche, tandis qu'avec ma main droite je palpai l'abdomen par devant et me refoulai la paroi en arrière.

Il devint ainsi évident que la tumeur ne dépendait pas du rein, mais qu'elle paraissait en rapport intime avec le côlon transverse. Pendant cette exploration, il ne s'échappa ni pus, ni matières fécales, de sorte qu'après avoir placé un drain en avant du rein, un second au milieu des couches musculaires suspectes, et suturé la plaie, je n'étais pas beaucoup plus avancé.

Dès le lendemain, une particularité des plus importantes m'ouvrit les yeux: il y avait des matières fécales dans le pansement. La tumeur était donc un abcès communiquant avec un point du tube digestif par une fistule borgne interne. Une circonstance me fit connaître bientôt le siège de cette communication. Des injections à l'eau phéniquée au 1/1,000, déterminèrent rapidement une dyssenterie d'origine inflammatoire qui cessa dès qu'on eût suspendu ces injections. La fistule s'ouvrait donc dans le côlon transverse. Peut-être y avait-il eu jadis une communication avec l'estomac ou l'abdomen, qui s'était oblitérée.

L'opéré guérit en un mois, non seulement de l'incision exploratrice, mais de sa fistule colique borgne interne.

La guérison s'est parfaitement maintenue jusqu'à ce jour (21 janvier 1889).

Observation XXXVII

Signes de calcul. — Exploration infructueuse. — Retour de douleurs. — Clément Lucas. *British Medic Journal.* Sept. 1883, p. 611.

Exploration le 22 octobre 1882. Homme de 43 ans, dans le service du docteur Mahomed. Il avait eu des coliques néphrétiques trois ans auparavant et depuis un an et demi il rendait du sang dans l'urine, à intervalles, surtout après les mouvements.

Les attaques d'hématurie étaient habituellement précédées d'un frisson et suivies d'une douleur lombaire du côté gauche et d'une élévation de température. L'urine contenait une petite quantité de pus. La nuit avant l'opération il eut un frisson suivi d'une température de 103 (39°5).

Le rein fut mis à découvert par une incision à travers la région lombaire et on le trouva ridé à la surface comme par d'anciens abcès guéris, mais aucune pierre n'étant sentie, la plaie fut fermée.

La plaie se ferma par première intention, et le malade n'eut ni douleur, ni hématurie, ni élévation de température pendant quinze jours. Cependant les signes revinrent, et je me demande si je n'ai pas passé à côté d'une petite pierre, quoique le rein ait été ponctionné à la profondeur *d'un pouce et demi* en plusieurs endroits.

Observation XXXVIII

Signes de calcul du rein. — Incision exploratrice sans résultat. — Soulagement. — Clément Lucas. *Brit. Med. Journal.* 1883, p. 611.

Homme de 48 ans. Signes de calculs du rein. Incision exploratrice sur le rein droit le 18 juin 1881, rein paraît normal, réunion par première intention. Température jamais au-dessus de 100°. Le malade s'assied le dixième jour et est capable de sortir le treizième jour, il quitte l'hôpital dix-sept jours après l'opération.

Le malade rentra une seconde fois, environ six mois après, dans le service du docteur Wilks, pour de la phtisie pulmonaire; chose curieuse, il n'avait eu aucune hématurie depuis l'opération, et il attribuait le soulagement de ses douleurs à l'opération chirurgicale qu'on avait pratiquée sur lui.

Ce devait être un rein tuberculeux au début.

Observation XXXIX

Exploration du rein sans résultat. — Disparition des douleurs ensuite. — Mayo Robson. *Brit. Med. Journ.,* oct. 1888, p. 814.

W. M..., 39 ans, tailleur, entre en avril 1885, disant que s'étant toujours bien porté jusqu'à il y a neuf mois, il a commencé à ressentir à cette époque de la douleur à l'extrémité de la verge ; la crise durait de quinze secondes à deux minutes, et continuait d'une manière intermittente pendant trois semaines, accompagnée par le passage d'urine couleur de café,

Rémission pendant quatre mois; puis violente douleur dans la région rénale droite durant deux heures et demie. Ces phénomènes se répétèrent deux fois pendant la quinzaine suivante, après quoi, le malade fut parfaitement bien pendant trois mois; l'attaque revint alors, accompagnée d'une douleur génito-crurale droite avec rétraction testiculaire.

A l'admission, pas de douleur, l'urine était tout à fait normale et la miction indolore.

Examen physique des reins et de la vessie négatif.

Après consultation, le rein est mis à découvert le 30 avril par une incision lombaire transversale, et, quoique il ait été librement palpé et après cela exploré dans toutes les directions avec une longue aiguille, on ne put trouver aucune pierre. La plaie fut drainée; il survint un peu de suppuration, et la température monta à 102 (39° centig.) à la fin de la semaine après quoi elle devint normale.

Le jour après l'opération, légère attaque de douleurs dans la région lombaire, mais cette crise ne se répéta pas et le malade sortit le 2 juin tout à fait bien.

Quand je l'ai vu, un an après, il restait bien et n'avait pas eu de retour de ses fatigues.

OBSERVATION XL

Exploration directe du rein. — Acupuncture sans résultat. — Pas d'améliora-tion. — Mayo Robson, *Britt., Med. Jour.*, Oct. 1888, p. 814.

F. I..., 32 ans, mécanicien, entra le 24 février 1887 dans le service du Dr Churton, racontant l'histoire suivante : Deux mois avant l'entrée, il fut saisi en travaillant d'une douleur dans le testicule gauche durant cinq heures; depuis cette époque il a eu de fréquents retours de douleurs dans le rein gauche, avec irradiations dans le testicule, assez graves pour le forcer à se coucher, le repos donnant toujours du soulagement.

Il remarqua que pendant les attaques l'urine était chargée, mais il n'a jamais vu de sang ou de couleur foncée de l'urine.

Six semaines avant l'admission, pendant une crise, il reconnut des matières sablonneuses rouges dans son urine. Depuis cette époque, impossible de travailler, les efforts lui causant toujours une rechute. Jamais ses accès n'ont été accompagnés de frissons et de vomissements.

A l'admission, pas d'augmentation de fréquence de la miction, et à part une légère sensibilité du rein gauche, l'examen physique par la palpation et la sonde ne révéla rien d'anormal, ni dans le rein, ni dans la vessie. Urine alcaline, 1.016 densité, 28 onces (800 gr.) en vingt-quatre heures, albumine, phosphates, quelques globules sanguins.

Il fut traité par les sels de Carlsbad, mais sans soulagement, et le Dr Chuton suspectant un calcul rénal m'invita à voir le malade avec lui.

Le 17 mars, exploration du rein par l'incision lombaire transverse. Étant donnée la grande obésité du malade et la situation des côtes presque contre la crête de l'ilium, l'opération fut très difficile. Le rein était placé si profondé-

ment que la main entière dut être enfoncée dans la plaie pour faire la palpa-
pation.

Celle-ci étant négative, le rein fut ponctionné environ douze fois très délibérément dans toutes les directions sans trouver aucune pierre.

La cicatrisation de la plaie fut très satisfaisante et le malade fut renvoyé le
vingt-septième jour, la plaie fermée. L'urine était acide sans albumine.

Dans l'intervalle il avait eu trois attaques de son ancienne douleur.

Vu quelques semaines après, l'urine contenait de nouveau de l'albumine.

Observation XLI

Néphrotomie après cathétérisme des uretères dans un but de diagnostic. —
Mayo Robson. *Brit. Med. Journ.* oct. 1888, p. 814.

M. T..., 34 ans, entre le 18 juin 1886. Elle souffre depuis neuf mois de
pyurie avec douleur génito-crurale. Mictions pas très fréquentes, mais douloureuses. Règles régulières. A l'entrée, l'urine rendue six fois par vingt-
quatre heures est alcaline, très odorante, elle renferme un quart de pus, et
quelques moules grumeleux. Légère sensibilité rénale droite.

La vessie paraît normale à l'examen, mais en examinant la cavité pelvienne
par palpation bimanuelle, on trouve une tuméfaction assez haute du côté
droit, peu douloureuse et sans rapport bien évident avec la maladie.

24 juin. — Urètre dilaté, vessie rien d'anormal, cathétérisme des uretères,
sécrétion claire du côté gauche, urine purulente et odorante du côté droit.

La vessie est soigneusement lavée, et immédiatement la néphrotomie est
pratiquée; mais on ne trouve pas de pus et le rein a une apparence absolument
saine à la vue et au toucher. Drainage de la plaie, tube enlevé le troisième
jour, sutures enlevées le septième, la plaie était fermée.

Il était maintenant évident que le pus entrait dans l'uretère à une place
quelconque entre le rein et la vessie; et, comme un gonflement pelvien avait
été découvert avant l'opération précédente, que l'on avait pensé être soit un
abcès rétro-péritonéal, soit une pyo-salpingite, on conclut que c'était là la
source du pus, et comme la suppuration affaiblissait la malade, on pensa à
drainer et évacuer si possible cet abcès.

Après avoir prévenu la malade et avec l'aide de mes collègues, j'ouvris
l'abdomen sur la ligne blanche au-dessous de l'ombilic, six semaines après
la première exploration. Il fut tout à fait impossible, soit d'attirer en avant
les parois de l'abcès, soit de l'enlever, car les intestins lui adhéraient fermement et les parois de l'abcès restaient fixées solidement à toutes les parties
voisines. On fit donc une simple ponction aspiratrice.

La malade guérit rapidement et depuis ce moment commença à rendre
de moins en moins de pus dans l'urine et la santé générale s'améliora.

Six mois après, elle avait si bien repris ses forces qu'elle vaquait aux
soins de son ménage.

Observation XLII

Néphrolithotomie sur rein droit. — Anurie. — Mort. — Rein gauche calcu-

leux et très altéré. — HENRY MORRIS. Clinical Society, 28 janvier 1887.
Brit. med. j., 1887, p. 281.

Femme de 40 ans, envoyée au Middlessex Hospital, pour subir une opération pour une affection calculeuse du rein droit, associée à une fistule
purulente ancienne de la région lombaire droite.

Malade très affaiblie, avait rendu plusieurs petits calculs et se plaignait
d'une vive douleur dans la région lombaire droite, avec mictions fréquentes

Depuis peu de temps, elle se plaint aussi de quelques légères douleurs du
côté gauche. Albuminurie depuis longtemps.

Le 18 juin, le rein droit est exploré à travers une incision lombaire. Les
tissus voisins du rein étaient condensés, indurés, et fortement adhérents à la
capsule rénale, le rein était petit et dur.

En incisant le rein, on trouve plusieurs petits calculs et quelques fragments
de membrane pyogénique, mais sans pus.

L'opération ne fut suivie d'aucun soulagement et la douleur du côté
gauche devint plus forte. Une rétention d'urine partielle, puis complète
suivit, et la malade mourut dans le coma le 23 juin.

A l'autopsie, rein gauche très volumineux et blanc, substance corticale très
augmentée. Il renfermait deux kystes pleins de pus, dans l'un desquels il y
avait deux cents petits calculs. Un grand nombre d'autres calculs étaient
épars dans le rein. Le rein droit était petit, dur, contracté et un ou deux
petits calculs furent trouvés dans sa substance. Pas de calculs dans les
uretères, pas de cause d'oblitération urétérale.

Le second rein était évidemment devenu calculeux après avoir été hypertrophié par la maladie à longue durée du précédent.

Ce sont là des cas, heureusement rares, où les signes actuels et l'incision
exploratrice ne peuvent indiquer quel est le rein vraîment malade et où on
incise parfois celui qu'il faudrait respecter.

OBSERVATION XLIII

*Néphrolithotomie. — Calcul senti par palpation directe. — Guérison en huit
jours. —* PICKERING, *Brit. Med. Journal,* nov. 1886.

Longue observation de calcul du rein avec les signes habituels. Dès 1869,
on avait diagnostiqué un calcul rénal.

Douleur constante dans le rein droit, irradiant de temps en temps dans le
testicule.

Région lombaire droite sensible à la pression, et douleur quand le rein
était pressé entre les deux mains. Rien d'anormal ne peut être senti dans
cette région, si ce n'est que les muscles sont plus rigides de ce côté que de
l'autre.

Néphrolithotomie. Le 4 mars, on fait l'incision lombaire habituelle.

En explorant le rein avec le doigt, Pickering sentit un point induré vers le
bassinet, et, avec une aiguille, le calcul fut vite reconnu.

La pierre fut retirée en incisant la capsule, puis en poussant une paire de
pinces jusqu'à la pierre, et en l'arrachant en déchirant le tissu rénal.

Drainage et suture complète. Plaie fermée en huit jours ; quelques fils sont retirés dès le troisième jour.

Le malade guéri, l'urine était normale.

Observation XLIV

Rouse. *Soc. clinic. de Londres*, 24 avril 1885. *Semaine médicale*, 1885, 163.

Jeune homme de 19 ans, hématuries. *Incision exploratrice lombaire* met le rein à nu. On trouve un calcul et on l'extrait.

Le malade guérit quoique il y ait eu de la fièvre les premiers jours.

Observation XLV (Résumée)

Néphralgie hématurique chez une hystérique. — Incision exploratrice, néphrectomie. — Guérison, par Antoine Sabatier. *Revue de chirurgie,* 10 janvier 1889.

Femme, 30 ans, tisseuse, entrée le 1er octobre 1886 dans le service de clinique chirurgicale de M. Tripier ; M. Sabatier remplaçait le professeur.

La malade était, depuis le 16 août, dans le service du Dr Clément, elle avait depuis longtemps des accès douloureux à intervalles variables dans la région du rein droit. La douleur violente nécessitait de nombreuses injections de morphine. Chaque accès est suivi d'hématurie, puis le sang disparaît peu à peu à mesure qu'on s'éloigne de la crise, mais les urines laissent toujours néanmoins déposer un précipité sédimenteux très épais. Le 1er octobre, elle passe dans le service de chirurgie, les diagnostics jusqu'alors émis peuvent se résumer ainsi :

Rhumatisme articulaire ; tuberculose rénale ; péritonite tuberculeuse, urémie ; hémoglominurie paroxystique ; nervosisme ; simulation ; néphrite calculeuse.

15 octobre, état général satisfaisant, peu d'amaigrissement ; rien au poumon, les sommets sont sains ; pas de toux, pas d'oppression, rien au cœur. Digestion bonne relativement. Vomissements assez fréquents. État local : douleur sourde, profonde au niveau du rein droit. Cette douleur unilatérale rend le décubitus difficile du *côté correspondant,* la marche pénible, courbée en avant et à droite. La toux et les mouvements l'exaspèrent.

Cette sensation douloureuse du rein droit est persistante, mais de temps en temps, traversée par des périodes d'augmentation. Environ deux fois par semaine, et quelquefois seulement tous les dix jours, survient une véritable crise avec irradiation vers l'uretère et la vessie, vers le membre inférieur droit, vers le diaphragme et l'épaule droite.

Ces crises, la malade les prévoit dès la veille par un peu d'inappétence et une sensation de malaise général ; elles ont une durée moyenne de deux heures et diminuent progressivement. Pas de mouvement fébrile avant ou après, aucune douleur du flanc gauche.

A l'examen de la région lombaire droite on ne constate aucune déformation, pas de tumeur, pas de signe de fluctuation, pas de dureté, mais la palpation provoque de vives souffrances entre les dernières fausses côtes et l'ombilic. Le foie a son volume normal, et la vésicule biliaire n'est le siège d'aucune tuméfaction appréciable.

Etat de la miction. — Envies d'uriner fréquentes, nécessitant le cathétérisme depuis plus d'un an, ce ténesme est constant, mais le malade, toutefois, ne se sonde que deux fois par jour. Aussitôt après les crises, l'urine est trouble, chargée de sang et de mucus, elle se clarifie ensuite peu à peu. Jadis il y a eu de l'anurie pendant un ou deux jours; aujourd'hui, la miction se fait régulièrement deux fois par jour, par le cathétérisme il est vrai. La malade est sondée, on retire très peu d'urine, une injection boriquée ne ramène aucune trace d'urine purulente. Jamais de calcul, jamais de gravelle.

Environ 600 grammes d'urine par jour, de 15 à 20 grammes d'urée, sang, albumine en quantité, variant de 0,75 à 1 gramme ; pas de bacilles tuberculeux.

L'idée de tuberculose fut rejetée *à priori*. La présence du sang en nature, et la présence parfois de véritables caillots nous fit éloigner également l'hypothèse d'une hémoglobinurie paroxystique.

Il ne pouvait non plus être question d'une tumeur. Un calcul du bassinet obstruant d'une façon intermittente l'embouchure urétérale, expliquait bien, au contraire, l'évolution par crise des douleurs, leur siège fixe et leur intensité, l'apparition du sang dans le liquide urinaire et ses variations de quantité, l'aspect trouble de l'urine quand le sang faisait défaut, la persistance d'un bon état général. En définitive, nous pensons à un calcul du rein.

16 octobre 1886. — Spray dans la salle deux heures avant l'opération, anesthésie à l'éther, la malade couchée sur le côté gauche, on fait saillir la région lombaire droite soigneusement savonnée et lavée antiseptiquement. Incision parallèle au rachis, à neuf centimètres en dehors, allant de la dernière côte près de la crête iliaque. A ce niveau, changement brusque de direction, l'incision dirigée en avant, parallèlement à la crête, prend ainsi la forme d'un L ; on divise la peau, le tissu cellulaire sous-cutané, le plan musculo-aponévrotique. Arrivé dans le tissu celluleux sous-péritonéal, on reconnaît en avant, le côlon ; en arrière, le bord externe du carré lombaire, et correspondant à ce muscle, le bord externe du rein.

Afin de permettre un examen plus facile, je me décide à réséquer la dernière côte sur une étendue de plus de trois centimètres. Pendant cette manœuvre, on aperçoit nettement la plèvre pariétale soulevée par les mouvements respiratoires. La résection étant sous-périostée, le danger de l'ouverture de la plèvre est facilement écarté.

Peu d'hémorragie, ligatures au catgut. On peut alors en toute liberté explorer la région, le rein a son volume normal.

Réfléchissant qu'un calcul peu volumineux, enclavé dans un coin du rein, pouvait, par là même, échapper à une recherche périphérique, je me déterminai à une *néphrotomie exploratrice*.

Le rein ouvert au bistouri, le long de son bord externe, je puis introduire mon doigt et visiter le bassinet et les calices. Nul corps étranger, point de calcul.

Deux raisons m'entraînèrent à exécuter la néphrectomie, l'incision du rein

avait occasionné une hémorragie inquiétante ; en outre, il y avait la possibilité de l'existence d'une lésion urétérale. La suppression du flot urinaire en
amont devait supprimer les crises douloureuses et faire atrophier
l'uretère.

Pour cette double cause, j'embrassai dans une anse unique l'uretère et
les vaisseaux.

Je dus toutefois poser une seconde ligature sur une artère aberrante qui
abordait le rein par son extrémité inférieure. Ablation facile sans hémorragie
aucune. Suture de la paroi au catgut, deux drains borgnes, placés à la partie
inférieure de la plaie.

Le 17, temp. vaginale le soir à 39°, anorexie. Sommeil par piqûres de
morphine, pas de ballonnement du ventre, douleurs vagues au niveau de la
plaie et de la région hypogastrique, mais beaucoup moins violentes que celles
éprouvées auparavant. Rien d'anormal au pansement. Presque plus rien dans
l'urine.

Le 18, même état, 38° 4 *m.* 37° *s.* Pour la première fois depuis 18 mois la
malade a uriné sans le secours de la sonde. 500 grammes en vingt-quatre
heures

Le 19, T. 38°, 5 *m.* 39° *s.* Le ventre cependant n'est pas ballonné. Facies
pas grippé, vomissements bilieux, douleurs modérées à la plaie. Mictions
sans cathétérisme, plus de sang dans l'urine qui s'éclaircit de plus en
plus.

Champagne, glace, opium.

Le 20, état général amélioré, pas de vomissements, pas de de péritonite ;
urine 300 grammes en vingt-quatre heures.

Le 22, lavement purgatif procure débâcle abondante et soulagement notable. Il semble que l'intestin ait été frappé après l'opération d'une paralysie
réflexe.

Le 23, plus de crises douloureuses. Fièvre tombe. Plus de vomissements.

Le 29, temp. normale, bon état local et général, chute de la ligature sur
le pédicule, pas d'hémorragie.

Le 15 novembre 1886, plus de crises douloureuses, plus de sang dans
l'urine. La malade se lève depuis plusieurs jours, part en convalescence.

Plus de douleurs depuis l'opération, plus de sang dans l'urine, les mictions
s'accomplissent sans exiger l'emploi de la sonde.

La malade a repris la pénible profession de tisseuse.

1er décembre 1887, maintien de la guérison, jamais de crises douloureuses,
jamais d'hématurie.

Un litre d'urine par vingt-quatre heures. La cicatrice de l'incision ayant une
tendance à céder sous la pression intestinale, je conseille le port d'un bandage approprié.

La malade a cependant conservé un symptôme inquiétant en apparence,
elle a eu pendant quelques jours, au mois d'août 1887, des attaques coma-
teuses ayant eu jusqu'à trois heures de durée et semblables à celles qu'elle avait
présentées en 1885 et qu'on avait pensé être de l'urémie. On ne doit pas, à

mon avis, s'exagérer ces phénomènes, car je les crois de nature purement nerveuse.

Le rein enlevé ne contenait aucun calcul et était le siège d'un peu d'inflammation conjonctive, sans aucune tendance à la suppuration, mais déterminant plutôt de la sclérose.

Somme toute, c'était un rein sain.

Observation XLVI

Pyélonéphrite calculeuse du rein droit. — Néphrotomie lombaire exploratrice.
— Calculs méconnus. — Néphrectomie abdominale. — Guérison. — Thorn-
ton. *— Lancet,* 1882, v. II et 1883, v. I, *in thèse* Brodeur.

Depuis sa dernière grossesse, la malade, âgée de 26 ans, éprouve dans le côté droit des douleurs qui s'irradient en bas.

On trouve une tumeur considérable sur la ligne médiane. Le côlon passe en avant de la tumeur. Les urines ammoniacales contiennent du pus. Fièvre hectique.

Diagnostic. — Pyélite calculeuse ou tuberculeuse.

Opération le 4 février 1882. — Par une incision lombaire, on met à découvert le rein dont le parenchyme saigne fortement. On ne trouve pas de calculs ; la plaie est drainée et fermée.

L'urine contient de l'albumine. L'état s'aggrave bientôt de nouveau. Opération le 11 mars 1882. — Incision d'après Langenbuch. Une sonde est introduite dans le rein et le bassinet lavé avec de l'eau iodurée. L'énucléation est facile, il n'y a que quelques adhérences au niveau du foie et des bords de la plaie lombaire. Les vaisseaux sont liés d'abord séparément et ensuite en masse.

Un vaisseau fut lié juste au niveau de l'aorte.

La cavité abdominale est drainée par les plaies abdominale et lombaire. Le rein extirpé contenait plusieurs calculs d'oxalate et des coagulations sanguines.

Suites de l'opération heureuses et malade sortie guérie le trentième jour.

Observation XLVII

Tuberculose du rein et de la vessie. — Néphrotomie exploratrice. — Suppu-
ration consécutive. — Cystotomie et néphrectomie. — Mort. — A. Wright.
Brit. med. Journ. 1885, p. 428.

Thomas S..., 19 ans, éprouve en janvier 1883, pour la première fois, une crise douloureuse dans la région rénale et de la peine à uriner.

En mars, hématurie, puis besoins d'uriner de plus en plus fréquents et pénibles ; urines non purulentes mais muqueuses. L'exploration de la vessie montre qu'il n'y a pas de calcul. Il entre à l'hôpital en janvier 1884, et, malgré la médication la plus active, voit son état s'aggraver.

Le 21 février, le rein gauche est exploré à travers une incision lombaire et ponctionné dans plusieurs directions sans que l'on rencontre le calcul. État stationnaire à la suite de cette exploration ; pendant deux mois, urines purulentes.

Opération, 4 avril 1884. — On sent de la plénitude et une fluctuation profonde au niveau du rein. La blessure est rouverte et une ponction du rein ramène du pus ; alors on incise largement l'organe et l'on tombe dans une cavité aréolaire que l'on draine.

Suites de l'opération des plus bénignes ; mais les douleurs de cystite et les micturitions incessantes persistent ; le malade maigrit.

Le 8 mai, on pratique la cystotomie sur la ligne médiane pour diminuer les douleurs de miction, amélioration légère et de peu de durée.

En août, état général assez bon, appétit régulier ; mictions plus rares et plus indolentes ; persistance de la fistule lombaire ; émission de deux calculs par l'uretère.

Opération, décembre 1884. — Comme la fistule lombaire persistait toujours et que la santé générale déclinait, en décembre, l'auteur rouvre une troisième fois la plaie rénale et se décide à enlever le rein qui était réduit à une coque mince, entourant une poche purulente multiloculaire. Le malade parut d'abord soulagé, mais succomba dix jours après avec de la tuberculose pulmonaire, et de la caséification de l'autre rein.

III. Manuel opératoire

Deux voies ont été proposées et mises en usage pour mettre à nu le rein et l'explorer, la voie lombaire et la voie abdominale.

Suivant leurs tendances et leurs études spéciales, les opérateurs ont préféré l'une ou l'autre de ces méthodes, et tandis que la majorité des chirurgiens s'en tient à l'incision par la voie lombaire, les gynécologistes, comme Lawson-Tait et Knowsley-Thornton, recommandent vivement la voie intra-péritonéale.

Nous allons exposer successivement le manuel opératoire de ces deux modes d'intervention, puis, dans un dernier chapitre, nous discuterons leur valeur réciproque.

A. — Voie lombaire

On a déjà décrit un grand nombre d'incisions diverses pour atteindre le rein par la voie lombaire ; Le Dentu, dans sa technique de la néphrectomie, les passe toutes en revue ; nous ne croyons pas utile de les indiquer ici, ce sont là des modifications opératoires apportées plutôt pour faciliter l'ablation d'une tumeur que l'exploration du rein, et au point de vue spécial qui nous occupe, les incisions peuvent se réduire à deux : l'incision verticale que Simon recommandait, au niveau du bord externe du sacro-lombaire, et l'incision oblique de Morris et Le Dentu.

Dans les deux cas, la position à donner au malade est la même, il faut qu'il soit couché sur le côté sain, légèrement incliné en avant, un billot ou une alèze roulée sous le flanc de ce côté. Le chirurgien se place derrière et restera à cette place par rapport au malade pendant tout le temps de l'opération, car c'est de beaucoup la position la plus commode pour introduire les doigts ou même la main dans la plaie.

Un aide, placé en face, place le poing fermé au niveau du rein que l'on veut explorer et le repousse solidement en arrière en déprimant le flanc ; cette manœuvre, à laquelle M. Guyon attache une grande importance, facilite certainement beaucoup la découverte

du rein, en fournissant un point d'appui aux doigts qui le cher-
chent.

L'incision verticale de Simon est encore pratiquée par beaucoup
de chirurgiens ; elle doit être faite, comme le montrent les planches annexées à ce travail, à environ huit centimètres de la ligne
épineuse pour atteindre le long dorsal au niveau de son bord externe.

Certains chirurgiens, comme Ollier et Péan, prolongent cette incision, en haut sur les côtes, en bas sur la fesse, de manière à se
donner du jour et à permettre un écartement facile des lèvres de
la plaie. On a fait ainsi des incisions de trente-quatre centimètres
sur les téguments, alors que la distance entre la douzième côte et
la crête iliaque est bien rarement de plus de douze centimètres.

Par cette voie, on ouvre la gaine du long dorsal, on le récline en
dedans ; puis on incise le feuillet antérieur de cette gaine et on
arrive ainsi sur la face postérieure du carré lombaire, dont on doit
détacher en partie l'insertion à la crête iliaque, ou inciser le bord
externe si on veut le récliner suffisamment.

Cette incision est encore la plus employée, au moins en France ;
elle a été diversement modifiée, l'opérateur faisant tomber sur
elle une incision externe perpendiculaire, soit à une extrémité supérieure, soit à une extrémité inférieure, soit à sa partie moyenne
dans les cas où il est nécessaire de se donner plus de jour.

M. Guyon a longtemps employé ce procédé, en inclinant un peu
en dehors l'extrémité inférieure de l'incision, de manière à passer
en dehors de la gaine du long dorsal, au niveau du bord externe
du carré lombaire, c'est-à-dire commençant en haut à huit centimètres de la ligne médiane pour finir en bas à dix centimètres.

Le Dentu (1) et Morris (2) préfèrent une incision très oblique,
parallèle à la dernière côte, et à deux travers de doigt au-dessous
d'elle.

L'incision de Morris a en moyenne quatre pouces et demi de
long (environ onze centimètres), il l'agrandit plus tard si besoin est ;

---

(1) Le Dentu. *Maladies chirurgicales du rein*, 1889.
(2) Morris. *Surgical diseases of the Kidney*, 1885.

elle commence sous la douzième côte, au niveau du bord externe de la masse sacro-lombaire, sans ouvrir la gaine et se porte obliquement en bas et en dehors, à deux travers de doigt au-dessous de la douzième côte, et parallèlement à elle.

Après avoir incisé la peau, le tissu cellulaire sous-cutané et le *fascia superficialis*, on arrive sur la partie externe du grand dorsal et la partie postérieure du grand oblique, on les divise dans l'étendue de la plaie superficielle. On coupe ensuite le petit oblique et l'aponévrose du transverse, et on atteint une lame de tissu fibreux qui sépare encore de la gaine rétro-péritonéale.

Lorsque le muscle carré lombaire est large, il forme en partie la lèvre interne de l'incision, il est rare cependant qu'il soit nécessaire de l'inciser, ce qui d'ailleurs ne présente aucun inconvénient; Morris l'a fait fréquemment.

L'incision que fait Le Dentu diffère peu de celle que nous venons de décrire, elle se porte aussi en dehors parallèlement à la douzième côte.

Autant que nous avons pu en juger par les expériences cadavériques nombreuses que nous avons faites et qui ont une certaine valeur, puisque nous parlons ici du rein resté à sa place normale ou peu déplacé, l'incision oblique en dehors est préférable à l'incision verticale, et vaut mieux aussi que l'incision de Czerny qui ne commence qu'en dehors de la dernière côte.

L'incision de Simon mène droit sur le rein, puisqu'elle correspond au bord externe du sacro-lombaire ; on trouve le rein dans la partie supérieure de l'incision, et suivant qu'il est plus ou moins bas, on aperçoit une plus ou moins grande étendue de sa face postérieure. Malheureusement le ligament transverso-costal abaisse toujours de un à deux centimètres la zone accessible, le bord externe du carré lombaire reporte toujours en dehors la lèvre interne, à moins de faire un débridement latéral, on ne peut que difficilement rétracter les bords, et jamais on n'obtient pour manœuvrer un espace aussi considérable que par l'incision oblique.

S'il suffisait de palper la face postérieure du rein, l'incision verticale répondrait à l'indication, car c'est elle qui mène sur ce point de la manière la plus directe ; mais, comme nous le verrons, c'est toute autre chose qu'il est souvent nécessaire de faire ; il faut pouvoir contourner facilement le bord externe de l'organe, et pour cela l'incision oblique est bien préférable.

L'incision oblique ressemble beaucoup à l'incision de la côlotomie lombaire, par conséquent, elle conduit toujours plus ou moins directement sur le côlon, qui, lorsqu'il est dilaté, peut faire saillie dans la plaie, et parfois gêner les manœuvres de l'exploration. Dans ces cas, on se trouvera bien de faire cesser la pression antérieure qui, en repoussant tous les viscères abdominaux, contribue à pousser le côlon dans la plaie ; on obtiendra ainsi du jour, et on se dirigera en haut et en dedans, dans l'angle supéro-interne de la plaie, point où se trouve toujours le rein quand il n'est pas absolument déplacé.

Il suffit d'ailleurs d'être prévenu de la place relative des organes, pour éviter facilement de s'égarer sur la face postérieure du colon, et la blessure du gros intestin doit être extrêmement rare, car dans les nombreuses observations que nous avons lues, nous n'avons trouvé qu'une fois l'indication de cet accident dans le cours d'une néphrectomie. Dittel (1) qui rapporte le fait dut ensuite faire trois opérations nouvelles pour fermer la fistule stercorale qui s'en suivit, il obtint la guérison en fin de compte.

Il est certain que l'incision verticale s'éloigne plus du côlon et par conséquent est plus sûre à ce point de vue, mais cet avantage est peu de chose auprès des inconvénients que présente ce mode d'opérer.

La véritable supériorité de l'incision oblique sur l'incision verticale réside dans la longueur utile que l'on peut donner à l'incision, puisque rien ne la limite en dehors. Au contraire, quoi qu'on fasse, en suivant le tracé de Simon, on aura toujours une plaie bordée par des lèvres très élevées latéralement, et limitée à sa partie supérieure et inférieure.

En haut, le ligament transverso-costal, dangereux à inciser, car la plèvre se trouve souvent au-dessous de la côte à ce niveau et on

____

(1) Dittel. *Soc. méd. de Vienne,* 1887.

risque de l'ouvrir ainsi : en bas, la crête iliaque formant une limite invariable :

On a parlé d'augmenter ces dimensions verticales en réséquant une portion de la douzième côte, et Czerny (1) a même déclaré que l'on pouvait toujours sans danger réséquer un tiers de la dernière côte. Actuellement, cette question semble définitivement jugée, Morris (2) et Le Dentu (3) condamnent absolument cette pratique, et la majorité des chirurgiens a renoncé à toute résection costale dans la néphrectomie.

A plus forte raison ne peut-il en être question dans l'incision exploratrice où on doit certainement toujours, fût-ce en faisant glisser la main toute entière dans la plaie, se rendre compte de l'état du rein sans en venir à ces grands délabrements.

Nous avons montré, dans la partie anatomique de ce travail, que le cul-de-sac pleural descendait toujours à la partie interne, plus ou moins au-dessous de la douzième côte ; dans les cas de brièveté de cette côte, qui sont somme toute, fréquents, on a pu voir qu'il était absolument dans les parties molles, protégé seulement par le ligament transverso-costal ; l'incision très oblique, parallèle à la douzième côte et à deux centimètres au-dessous, écarte le danger de blesser la plèvre dans ces cas et donne ainsi une grande sécurité.

Enfin, tandis qu'un écarteur introduit dans la plaie verticale de Simon pour tirer la côte en haut, ne peut être qu'un crochet mousse, tout au plus de la largeur d'un écarteur de Farabeuf, c'est un rétracteur à large plaque de cinq à six centimètres que Morris place sur la lèvre supérieure de l'incision et avec lequel l'aide peut faire une traction plus sûre, plus égale et plus forte sur la partie externe de la côte.

Par ce moyen on peut augmenter notablement la distance qui sépare la crête iliaque de la douzième côte au niveau de l'incision oblique ; au point où porte l'incision verticale, l'écartement obtenu est insignifiant.

(1) Czerny, *loco citat.*
(2) Morris. *Surgical diseases of the Kidney.*
(3) Le Dentu. Technique de la néphrectomie. *Revue de chirurgie*, 1886.

L'incision oblique nous paraît donc préférable à l'incision verticale, parce qu'elle donne plus de jour, sans comparaison, et permet d'atteindre ainsi le rein quand il est très élevé, plus facilement que par l'autre procédé, de même, quand le rein est un peu abaissé, il se porte toujours légèrement en dehors et se rapproche ainsi du point où porte l'incision.

Cependant il ne faut pas s'attendre à le trouver toujours dans la plaie, et lorsqu'on cherche, par exemple, un rein que l'on suppose diminué de volume, on fera bien de faire l'incision aussi près que possible du bord externe du muscle carré. Deux fois, dans nos recherches cadavériques, nous avons découvert des reins atrophiés dont on n'avait pas reconnu l'existence sur le vivant, et que la palpation médiate la plus soignée n'avait pu nous faire soupçonner avant l'incision ; dans ces deux cas, le bord externe du rein atteignait à peine huit centimètres de la ligne médiane, et le rein était abaissé notablement. L'incision verticale menait immédiatement sur l'organe ; par l'incision oblique, on ne le voyait pas dans la plaie, et ce n'est que par une palpation attentive qu'on pouvait en constater l'existence.

Il semble donc que lorsqu'on recherche un rein supposé atrophié, l'incision verticale, ou du moins peu oblique, offre quelques avantages, mais à part ce cas spécial, il faudra toujours sans hésiter employer l'incision oblique.

L'incision faite, on rencontre le *fascia propria*, que l'on déchire avec la sonde cannelée, ou que l'on incise directement, et l'on arrive ainsi sur la face postérieure de l'atmosphère celluleuse du rein, croisée à ce niveau par le grand nerf abdomino-génital, juste dans le champ opératoire. Ici l'aspect est bien différent suivant que l'on explore un rein sain ou un rein enflammé.

Dans le premier cas, une masse adipeuse, analogue absolument à la graisse jaune prévésicale que l'on rencontre dans la taille hypogastrique, vient faire hernie dans la plaie. Ce tissu cellulo-graisseux est divisé en gros lobules, peu adhérents les uns aux autres, sillonnés de vaisseaux peu développés en général. Les lobules deviennent plus fins à mesure qu'on approche du rein, et prennent habituellement, d'après Morris, une teinte rosée. L'abondance de tissu graisseux varie suivant l'état d'embonpoint ou de maigreur du sujet, mais, en général, il masque absolument le fond de la plaie.

Cette masse adipeuse est facile à dissocier, les lobules se détachent les uns des autres, en donnant très peu de sang, et l'opérateur, travaillant de la pointe des deux index, y creuse très facilement une sorte de tunnel en séparant les lobules jusqu'à ce qu'il sente la résistance de la face postérieure du rein ; écartant alors les doigts l'un de l'autre, il découvre l'organe. Le rein reconnu de la vue et surtout du doigt, l'opérateur prend les larges écarteurs dont nous parlions tout à l'heure, et les place en rasant la face postérieure du rein, de manière à contenir la masse adipeuse; la place est ainsi nettoyée, la plaie est largement béante et la surface polie des écarteurs contribue grandement à en éclairer le fond.

Si le rein est sain, si l'opérateur connaît bien sa situation, et au lieu de s'égarer en dehors se porte nettement en haut et en dedans, il n'existe aucune difficulté dans cette recherche.

Parfois on sent l'extrémité inférieure, ou le bord externe, ou une partie de la face postérieure du rein, en mettant le doigt dans la plaie, avant d'avoir même commencé à dissocier l'atmosphère graisseuse; parfois aussi, il est nécessaire de déchirer d'abord la partie la plus superficielle de l'enveloppe adipeuse pour introduire le doigt.

Dans quelques cas, le rein n'est senti que lorsque l'opérateur, plaçant une main sur le flanc du malade, se repousse à lui-même le rein qu'il sent alors du doigt postérieur, grâce à cette sorte de palpation bimanuelle.

Que le côlon fasse ou non saillie dans la plaie, il faut ne pas s'égarer et aller droit au but, et pour cela il faut sans hésitation aller toujours en haut et en dedans, sachant même, que si le rein est très haut, on ne pourra le sentir d'arrière en avant, et qu'il faudra tourner la main de manière à serrer l'organe entre la pulpe des doigts et les côtes pour le découvrir; dans nos expériences sur le cadavre, plusieurs fois nous avons trouvé des reins qu'il n'était possible de sentir que par ce procédé.

Le plus souvent, d'ailleurs, rien n'est plus facile que d'arriver sur la face postérieure du rein, aidé que l'on est par la notion de sa place, et sachant que la zone dangereuse est la partie externe et inférieure de la plaie.

Mais il en est tout autrement lorsque l'on a affaire à un rein enflammé et suppurant. Le tissu cellulo-graisseux de l'atmosphère est alors épaissi, il adhère fortement à l'organe, si fortement que dans certaines néphrectomies pour pyélonéphrites, M. Ollier (1) a conseillé de faire la décortication sous-capsulaire du rein qui est devenue une opération classique.

Il faut donc s'attendre à cet obstacle et savoir que dans certains cas, après l'incision du *fascia transversalis,* on ne verra pas la graisse jaune faire hernie, et présenter son aspect lâche habituel, mais que, au contraire, on la trouvera décolorée, tassée, condensée et empêchant absolument le doigt de recueillir aucune notion de la présence du rein (2).

Il faut alors déchirer peu à peu cette atmosphère graisseuse, adhérente et parfois très dure. On se sert pour cela de deux pinces à disséquer, et avec plus de tâtonnements que dans le cas précédent, en glissant de temps en temps le doigt pour guider l'instrument, on découvre la face postérieure du rein.

On peut alors, soit rétracter l'atmosphère graisseuse comme nous l'avons indiqué tout à l'heure, soit passer comme Morris, une sorte de fil suspenseur, qui permet d'écarter les lèvres de la déchirure sans tenir de place dans la plaie ; soit, comme nous le lui avons vu faire aussi, saisir les bords de cette déchirure avec de larges pinces à kyste qui aideront à soutenir le tissu périrénal pendant la fin de l'opération, et au moyen desquelles on l'écarte en dehors tandis que les rétracteurs ouvrent la plaie en haut et en bas.

D'autres fois, on trouvera cette région envahie par la suppuration, et formant soit une seule cavité, soit plusieurs, pleines de pus et entourées d'une coque tellement résistante de tissu lardacé qu'il peut devenir très difficile de savoir si l'on est arrivé sur le rein, ou non.

Morris nous a déclaré qu'il croyait qu'un certain nombre de pré-

(1) OLLIER. *Revue de chirurgie*, 85.

(2) Voir plusieurs observations de la thèse DE HALLÉ, où sont bien indiquées ces altérations, pouvant aller jusqu'à la disparition du parenchyme rénal et son remplacement par un fibro-lipome inflammatoire.

tendues néphrotomies n'avaient été que des incisions de suppurations perinéphrétiques où l'opérateur avait cru pénétrer dans le rein.

Dans une observation de néphrolithotomie (1) pour pyélonéphrite suppurée, M. le Professeur Le Fort (1) décrit ainsi les sensations perçues en arrivant sur la région rénale : « On découvre, au lieu du « feuillet aponévrotique situé en avant du carré, un tissu fibreux, « un peu lardacé, épais d'un demi-centimètre environ, qui est « incisé avec précaution et décollé des parties sous-jacentes.

« Nulle part le doigt ne rencontre la sensation de résistance que « devrait fournir le rein. Mais à sa place, on trouve une tumeur « molle fluctuante, un peu bosselée, dépressible, présentant à la « partie externe l'aspect rosé et les bandelettes longitudinales qui « semblent indiquer que l'on se trouve sur le côlon. Matité de cette « tumeur à la percussion. On pratique en dedans une incision sur « un feuillet qui n'a pas l'aspect du côlon et tout d'un coup, avec « l'ongle, on donne issue à un énorme flot de pus verdâtre d'odeur « urineuse ».

L'observation suivante est très intéressante à ce point de vue, car on y trouve bien décrite cette transformation de l'atmosphère cellulo-graisseuse, suffisante pour faire croire au chirurgien qu'il avait pénétré dans un rein tuberculeux.

OBSERVATION XLVIII

Abcès périnéphrétique simulant un rein tuberculeux même après l'incision.
WILLIAM K. BENNETT, *Clinical Society*, janvier 1887, *Brit. Med. J.* 1887, 1, pag. 187.

L. F..., femme mariée, 37 ans, entra à Saint-Georges Hospital chez le Dr Champneys, le 25 décembre 1885, pour de la sensibilité abdominale, miction douloureuse, tumeur rénale sur le côté gauche de l'ombilic qui s'accrut rapidement et le 8 janvier s'étendait dans la région lombaire gauche. Le 14 janvier, léger frisson, fluctuation manifeste dans la masse, beaucoup de pus dans l'urine qui est neutre à la réaction et jusque-là avait seulement été légèrement troublée.

Le cas est confié à M. Bennett qui, le 3 février, ouvrit facilement la tumeur à travers la région lombaire gauche. Une quantité de pus caséeux s'échappa exhalant une odeur d'urine.

(1) LE FORT, thèse BRODEUR. p. 334.

Le doigt introduit dans la cavité pénétra dans ce qui paraissait être un rein tuberculeux désorganisé, il trouva un large sac formé de cellules imparfaites et irrégulières formées, autant que l'on pouvait juger, par des calices non détruits, dirigés dans leur direction usuelle.

Dans la paroi interne était une dépression en forme de poche, qui fut supposée être l'uretère dilaté.

Une grande amélioration suivit l'opération, le malade se remettait, l'abcès se contractait rapidement lorsque survint une complication pulmonaire qui amena la mort le 18 février.

A l'autopsie on trouva une petite plaie dans la région lombaire gauche, conduisant à un abcès petit et en forme de sac, à la partie interne et antérieure duquel était le rein absolument intact, n'ayant pas été touché par l'opération.

L'organe coupé, ouvert, fut trouvé atteint par la maladie scrofuleuse, mais n'était pas crevé en aucune manière.

Quelque difficile que soit le diagnostic des abcès rénaux, M. Bennett ne se rappelle aucun cas où le doute ait pu persister après l'incision, quant au siège de l'affection.

Dans son cas, la cavité ressemblait si exactement à l'intérieur d'un rein au moment de l'opération qu'aucun chirurgien n'aurait pu douter que ce rein avait été ouvert.

Arrivé sur le rein, on commence son exploration sans attacher grande importance à la vue, car elle trompe facilement, et un rein très altéré peut garder sa couleur normale.

On passe d'abord légèrement le doigt sur la face postérieure du rein allant immédiatement jusqu'au hile et au bassinet que l'on a directement sous le doigt, puisque les vaisseaux sont situés en avant de lui. On saisit alors le bassinet entre le pouce et l'index et on cherche à apprécier sa consistance, puis on descend ainsi sur la partie supérieure de l'uretère que l'on sent nettement, en le prenant aussi entre deux doigts, même sans chercher à le dégager du tissu cellulo-graisseux qui l'entoure. La sensation que donne l'uretère ainsi saisi ressemble à celle que donne le canal déférent pris à travers les bourses, quoique la sensation soit plus nette et que l'on perçoive très bien que ce canal n'a pas les parois aussi épaisses et qu'il s'aplatit.

Revenant au rein et le faisant soutenir par devant, on apprécie les petites inégalités que présente sa face postérieure.

Lorsqu'on sent ainsi de petites saillies, Morris recommande de les gratter légèrement avec l'ongle, car de petits abcès superficiels donnent cette sensation aussi bien que les calculs dont une pointe aiguë vient soulever la région corticale; l'ongle aura bien vite la sensation de l'existence d'un corps dur dans ce cas, tandis que si la saillie est due à une petite collection purulente, elle disparaît brusquement en s'ouvrant sous le doigt.

Jusqu'à ces dernières années, l'exploration du rein se bornait à cette palpation postérieure, et il est problable qu'ainsi bien des calculs ont été méconnus.

Guyon (1), Morris (2), Le Dentu (3), Clément Lucas (4), sont maintenant d'avis qu'on ne doit jamais en rester là, mais qu'il faut toujours y joindre la palpation de la face antérieure.

Pour cela, on dégage peu à peu le bord externe du rein, et on glisse ainsi un doigt ou deux en avant de lui ; on serre alors l'organe entre ces doigts et le pouce resté en arrière, et on obtient une notion très nette de sa consistance.

On peut aussi presser le rein entre les doigts ainsi passés en avant et le psoas, et on obtient de cette manière des sensations précises grâce à ce plan résistant.

Lorque le rein renferme un calcul, dit Morris (5), il prend souvent une consistance uniformément dure, qui gêne le palper, mais doit éveiller l'attention du chirurgien, et il ne faudra jamais abandonner la recherche dans ce cas, avant d'avoir complété la palpation par l'acupuncture et même l'incision.

Von Bergman (6), en 1886, recommandait d'éviter la dénudation de la face antérieure du rein dans la palpation, il craignait beaucoup la difficulté de drainer cette partie de la plaie et le voisinage du péritoine.

Morris avant de palper la face antérieure du rein, s'il ne sent rien en arrière, fait une série de ponctions sur l'organe, mais s'il le croit nécessaire, il fait une décortication complète.

(1) GUYON. *Observation citée.*
(2) MORRIS. *Surgical diseases of the Kidney.*
(3) LE DENTU. *Maladies chirurgic. du rein et des uretères,* 1889.
(4) LUCAS. *British. med. journ.* 1883, p. 611.
(5) A succesfull case of lumbar nephrectomy for renal calculus. *Médical society* 25 novemb. 1884.
(6 VON BERGMAN, *Berliner klin. Wochenschrift,* 16 nov. 1886,

Le Dentu fait d'abord une palpation complète du rein, et ce n'est qu'ensuite qu'il en vient à l'acupuncture.

Ce n'est là qu'une différence de détail et, somme toute, la manière de procéder de ces deux chirurgiens est identique, tous deux croient absolument sans danger la décortication de la face antérieure du rein. Il semble que les craintes que Von Bergman a émises à ce sujet sont fort exagérées.

Quoi qu'il en soit, si la palpation n'a rien donné, il faut toujours la compléter par l'acupuncture. Simon l'avait déjà recommandée en 1871, et nous avons vu que Barker a même cherché et reconnu des calculs par ce moyen, à travers la paroi lombaire.

Cette exploration se fait avec des aiguilles fines ou avec un trocart.

Quand une saillie anormale de la surface du rein lui fait supposer la présence d'un calcul ou d'un abcès, Morris fait une ponction à ce niveau avec un trocart. Il se sert pour cela d'un trocart dont la canule porte une cannelure, et lorsqu'il rencontre la sensation du calcul ou lorsqu'un peu de pus s'écoule par la canule, il glisse un bistouri dans la cannelure et tombe nettement au point qu'il veut atteindre.

Dans les cas analogues, Le Dentu ponctionne avec le bistouri, la substance rénale au niveau des points où se trouvent des bosselures et des indurations, si la pointe rencontre une résistance il transforme cette ponction en incision.

Lorsque rien n'indique l'endroit où peut se trouver le calcul, il faut faire une recherche méthodique avec une aigullle à acupuncture. Celle qu'emploie Morris est très fine et toute en métal, de manière à mieux transmettre les sensations. Le Dentu se sert d'une aiguille montée sur un petit cylindre hexagonal de trois à quatre millimètres; Pickering Pick conseille une aiguille portant une marque à trois pouces de son extrémité pointue, pour permettre de reconnaître à quelle profondeur elle a pénétré.

Somme toute, la forme de l'instrument importe peu, pourvu que l'aiguille soit longue afin d'être maniée facilement, et surtout fine, pour que ses piqûres soient sans inconvénient si elles atteignent un gros vaisseau.

La chose véritablement importante dans cette exploration est d'agir méthodiquement, ce n'est parfois qu'après la trentième piqûre que le calcul a été découvert (Observation LIII).

Le Dentu donne les indications suivantes :

« Faire d'abord une série de piqûres sur le bord convexe du rein mis à nu, à un centimètre et demi de distance, en dirigeant les aiguilles obliquement vers les calices, et en les enfonçant à quatre centimètres de profondeur. »

« Si on n'a pas de résultat ainsi, faire deux autres séries verticales à la face postérieure du rein, à un centimètre et demi de distance également, mais en enfonçant de moins en moins, à mesure qu'on se rapproche du bassinet. »

Enfin, ajoute Le Dentu, il ne faut pas s'en tenir là si on échoue, mais suivre l'exemple de Morris, Bruce Clarke, Belfied, Lloid, qui, avant d'abandonner la recherche, font une incision dans le rein.

Pour cela, il faut attirer le rein dans la plaie, le dégager autant que possible, et tandis que d'une main on le maintient, continuer l'exploration.

Certains chirurgiens, par crainte de l'hémorragie, font placer la main d'un aide de telle manière qu'il comprime le hile entre ses doigts et puisse donner du temps en cas d'hémorragie trop abondante; Tuffier a agi ainsi dans ses expériences.

Morris (1) écrit, comme nous l'avons déjà cité, que la dureté de l'ensemble du rein doit rendre pour le chirurgien la présence d'un calcul probable, et que lorsqu'on se trouvera en présence d'un rein ainsi suspect, si l'acupuncture n'a pas donné de résultat, il ne faudra pas se tenir pour content avant d'avoir fait sur le rein une incision telle, qu'elle ouvre tous les calices et permette de les explorer avec le doigt.

Les plaies du rein, dit-il, guérissent facilement, et tandis que le danger d'une semblable opération est beaucoup moindre que celui d'une néphrectomie, il sera bien préférable pour le malade de conserver ses deux reins.

(1) Morris. *Médical. society*, November, 1884.

Bruce Clarke (1) fait une petite incision à la partie postérieure du bassinet; il introduit par là une sonde en gomme très coudée, terminée par un bouton de porcelaine et cherche ainsi dans chaque calice.

Pour s'assurer jusqu'à quel degré il était possible d'explorer avec une sonde flexible les différentes cavités du rein, Bruce Clarke a fait l'expérience suivante :

Prenant une bougie à boule ordinaire, il lui adaptait une extrémité de porcelaine, comme une sonde de Nélaton. Il trempait cette sonde dans une solution de nitrate d'argent, et, après avoir découvert le rein par une incision dans le flanc, et avoir bien lavé son intérieur avec une solution de chlorure de sodium, il introduisait dans le bassinet la sonde flexible, et cherchait à la porter dans les différents calices.

Tous les points où la sonde pénétrait devenaient laiteux, par formation de chlorure d'argent, et quand le rein était ensuite extrait et ouvert, on voyait que l'exploration avait atteint presque tous les calices et toutes les portions du bassinet. Cette expérience a été répétée plusieurs fois, toujours avec le même résultat.

Bruce Clarke ajoute que, plaçant un gros pois dans le rein, il l'a toujours retrouvé par l'acupuncture, mais en un cas, seulement après quatre-vingt-seize ponctions.

Pour Lloïd (2), le bassinet n'est pas une cavité telle qu'on la décrit habituellement, à moins qu'il n'ait été dilaté; il n'a jamais vu un bassinet normal dans les tubes primaires duquel il pût introduire le doigt.

D'après des moules pris sur des bassinets normaux, il décrit ainsi la partie supérieure de l'uretère, le bassinet et les calices.

« L'uretère en approchant du rein augmente de volume jusqu'à mesurer un tiers ou un demi-pouce de diamètre, et aussitôt qu'il dépasse le hile, il se divise en deux, quelquefois trois tubes primaires, variant de diamètre d'un cathéter n° 10, à un n° 20 (anglais), et mesurant depuis un demi-pouce jusqu'à un pouce et demi en

---

(1) Bruce Clarke. *Diagnosis and treatment of surgical diseases of the Kidney*, 1886.
(2) Lloïd. *Practitionner*, 1887, septembre.

longueur. De ces tubes naissent des tubes secondaires plus petits, quelques-uns de moins d'une ligne de large, qui se terminent par des calices en forme de coupe. Quelquefois il existe des branches tertiaires encore plus petites. »

Partant de cette conception de la forme du bassinet, Lloïd conseille d'ouvrir à travers la substance rénale le calice le plus inférieur, avec un long ténotome ; par cet orifice il passe une sonde d'enfant, et le bassinet est soigneusement exploré dans ses différentes parties.

Belfield (1) conseille comme Morris une incision dans la substance rénale, et la palpation directe en poussant ainsi le doigt dans l'intérieur des calices.

Enfin, Le Dentu fait aussi, sur le bord convexe du rein, une incision par laquelle il introduit le doigt et explore directement le bassinet.

On peut objecter aux procédés de Lloïd et de Clarke, que le calcul est parfois enkysté dans la substance rénale, sans communiquer avec un calice ; leur procédé échouerait donc certainement dans ce cas. Si au contraire la concrétion siège dans un des calices, il faudrait qu'elle fût bien réduite et d'un bien petit volume pour ne pas avoir dilaté la cavité où elle se trouve assez pour admettre le bout du doigt.

Le meilleur procédé semble être celui de Morris et de Le Dentu, c'est d'ailleurs la conduite adoptée maintenant par beaucoup de chirurgiens. Mais tandis que Le Dentu incise le rein sur son bord externe pour éviter les gros vaisseaux qui entourent le hile, voie recommandée aussi par Tuffier d'après ses expériences sur les animaux, Morris n'en tient aucun compte, il incise obliquement d'arrière en avant et de dehors en dedans, allant de la face postérieure vers le bassinet, et ne s'inquiète pas de l'hémorragie qu'il dit n'avoir jamais vue dangereuse, pourvu qu'on ne perde pas de temps et qu'on ne fasse que l'incision nécessaire au passage du doigt.

La seule chose véritablement importante, d'après lui, est de faire

____

(1) BELFIELD. *New-York medic. Record.*

l'incision sur la substance rénale et non sur le bassinet, car un grand nombre d'observations ont montré que les plaies du parenchyme rénal se cicatrisent avec une grande facilité, souvent sans laisser de fistule urinaire, tandis que pour les plaies du bassinet la formation d'une fistule persistante est la règle.

Sur ce point, les expériences de Tuffier et les injections faites par Lejars et représentées dans son travail semblent cependant probantes; elles démontrent que le point du rein où il existe le moins de vaisseaux volumineux est la ligne de section verticale allant du bord externe au hile. Cela a son importance, mais ce qui en a peut-être encore plus, c'est la démonstration faite par le même auteur de la dégénérescence des glomérules dans les points du parenchyme où les canaux excréteurs ont été sectionnés.

Par conséquent une incision perpendiculaire à l'une des faces est sûrement mauvaise, car elle voue à l'atrophie toute la partie de parenchyme située entre elle et le bord externe, tandis que l'incision suivant le bord convexe de l'organe réduit au minimum la quantité du parenchyme qui s'atrophiera.

Il nous semble donc que l'incision de choix sur un rein non dilaté et où aucune saillie n'indique spécialement un point à explorer, doit être faite sur le bord externe.

L'incision faite et le calcul découvert, l'exploration est terminée. Nous ne nous occuperons pas des différentes méthodes préconisées pour l'extraction de la pierre, ni des instruments variés employés dans ce but, cela rentre dans l'étude de la néphrolithotomie que nous n'avons pas l'intention de faire ici. La partie explorative de l'opération est terminée.

Pendant les différentes manœuvres que nous venons de décrire, le rein, en général fort congestionné, saigne abondamment.

Chaque piqûre est suivie d'un jet de sang au moment où on retire l'aiguille; l'incision donne lieu à une hémorragie encore plus inquiétante au premier abord; mais la caractéristique de ces hémorragies du rein est de s'arrêter très rapidement. Les piqûres cessent de saigner aussitôt que le rein est remis en place et comprimé avec

____

(1) Tuffier. *Chirurgie expérimentale du rein.* Paris, 1889.

des éponges; la plaie de section ne saigne plus dès que les points de
suture ont été appliqués et rapprochent l'une à l'autre les deux lèvres de la plaie.

Morris et Newman, dans leurs livres, indiquent le peu de durée
de ces hémorragies et leur peu de gravité, malgré leur aspect ef-
frayant au premier abord. Tuffier les caractérise en disant que
c'est une pluie d'orage.

Il ne faut donc pas chercher à lier ou à pincer ces vaisseaux du
parenchyme rénal, on ne réussirait qu'à déchirer la substance du
rein et augmenter l'écoulement, il faut simplement se presser un
peu dans sa recherche, puis accoler les deux bords de la solution
de continuité et, si l'hémorragie dure encore, laisser un tamponnement un peu serré sur le rein pendant cinq minutes.

Il ne faudra jamais laisser un tamponnement dans le rein lui-
même; l'observation suivante de Kendal Franks est intéressante à
ce point de vue, car elle montre des accidents réflexes graves produits par cette pratique. Nous la reproduisons en entier, car outre
ce fait particulier, elle est un type de ces cas où le calcul rénál n'est
senti qu'une fois le rein ouvert, et où la petitesse de la concrétion
frappe de nullité tout autre moyen d'exploration.

Nous avons cité aussi une observation de Mayo Robson
et une de Sabatier, qui prouvent que malgré leur bénignité habituelle, les hémorragies opératoires du parenchyme rénal ne sont
pas toujours inoffensives, puisque dans ces cas le sang coulait si
abondamment qu'on crut devoir faire immédiatement la néphrectomie, comme seul moyen de sauver la vie du malade.

OBSERVATION XLIX

*Signes de calcul rénal. — Incision exploratrice. — On ne sent le calcul que par
l'incision du rein. — Guérison.* — KENDAL FRANKS. *Brit. Med. J.* 1888,
p. 685.

Femme de 34 ans, entre à Adelaide Hospital le 16 février 1887. Bonne santé
jusqu'en janvier 1885, cinq enfants.

En janvier 1885, douleurs vives dans la région du rein droit, en même
temps, diarrhée profuse.

Après trois jours elle fut prise d'une violente douleur au même point, la
faisant presque évanouir. Elle eut ainsi des paroxysmes dans la suite, tandis
que dans les intervalles entre ces paroxysmes des douleurs de brûlure
persistaient.

R   9

Ces signes furent aggravés pendant une grossesse qui se termina à huit mois par la naissance d'un enfant mort-né (Décembre 1885).

Aussitôt après cet accident, elle ressentit de nouvelles douleurs, rongeantes, dans le côté droit du ventre. Elle les rapportait à un point situé à égale distance de l'épine iliaque antérieure et supérieure droite et de l'ombilic. Tels étaient les symptômes à son entrée à l'hôpital. Pendant son séjour avant l'opération, elle eut de fréquentes attaques de douleurs paroxystiques, commençant dans le dos, au-dessus de la région rénale droite et s'irradiant en avant sous les fausses côtes droites, « comme si une aiguille avait été poussée d'arrière en avant ».

Cette douleur s'irradiait à travers l'abdomen et plus tard descendait vers la hanche soit en avant, soit en arrière.

Quand elle avait une attaque elle se repliait dans son lit et se tordait de douleur. Cette crise était toujours suivie de nausées et de vomissements si elle avait mangé peu de temps auparavant.

Depuis sa dernière grossesse, les règles étaient revenues tous les quinze jours, durant huit jours, et amenant une aggravation de douleurs.

A l'examen, on trouva une sensibilité à la pression en arrière, au-dessus et au-dessous des deux dernières côtes, mais nulle part ailleurs dans le voisinage.

En avant, là où elle se plaignait d'une douleur abdominale, on pouvait sentir une saillie allongée verticalement, sensible au toucher et presque immobile. Il était difficile de déterminer ce qu'était cette tumeur ; elle ressemblait par sa forme à un rein, mais elle semblait plus longue et occupait distinctement une situation plus basse que celle de l'organe normal.

L'augmentation de la douleur pendant les périodes menstruelles donnait l'idée que ce pouvait être un ovaire malade.

L'urine fréquemment examinée avait à peu près toujours les mêmes caractères, elle était acide et ne contenait ni albumine, ni pus, ni sang, mais elle laissait toujours déposer rapidement un précipité d'oxalate de chaux. Au microscope on trouve de nombreux cristaux et des cellules peu abondantes ressemblant à des corpuscules de pus.

Le Dr Wallace Beatty considéra que c'était un cas où une exploration était nécessaire et cet avis fut partagé par nos autres collègues. En conséquence j'opérai le 5 avril 1887.

Je fis une incision lombaire de cinq pouces de long. Quand les couches musculaires eurent été divisées, je trouvai que l'aponévrose lombaire était adhérente à la graisse périrénale et qu'il faudrait de la peine et de la patience pour libérer la face antérieure du rein. La face postérieure fut facilement mise à nu.

La première chose qui attira l'attention fut une dépression vers le centre du bord convexe du rein, dépression en forme de cicatrice étoilée, mais à part un léger épaississement de la substance rénale au-dessus d'elle, on ne sentait rien pour l'expliquer.

Le rein occupait nettement une position plus basse que d'habitude et était plus long que normalement ; sans aucun doute c'était la saillie que nous avions sentie à travers la paroi abdominale avant l'opération. On ne pouvait sentir absolument rien d'anormal dans le bassinet. Comme je pouvais facilement attirer successivement chaque partie du rein au niveau de l'incision lombaire, je pressai avec soin chaque point entre mes doigts, mais je ne pus trouver aucune dureté, aucune inégalité pour me guider sur la position du calcul.

Une série de ponctions faites dans différentes directions ne me donna aucune indication. Dans ces circonstances, je résolus de faire une exploration complète en incisant la substance rénale, car sans cela la seule alternative était de laisser la malade sans soulagement, ou de faire l'excision d'un rein autrement sain.

Je commençai par faire une incision d'environ un pouce et demi de long, ayant la cicatrice déprimée à sa partie moyenne, le long du bord convexe du rein.

L'hémorragie fut d'abord très vive et je mis un certain temps à m'en rendre maître. Cette incision arriva jusque dans le bassinet. Je passai mon doigt par l'incision et je cherchai à sentir dans toutes les directions, mais sans succès. Je pris alors une sonde mousse et cannelée, et la passant par la plaie dans le rein, j'explorai de différents côtés. Subitement, elle glissa en haut dans un espace qui était évidemment la cavité d'un petit abcès et un peu de pus coula le long de la cannelure de la sonde. Un petit calcul d'environ le volume d'un pois fut nettement senti dans cette cavité.

Je glissai alors un bistouri dans la cannelure et en augmentant la plaie en haut, d'environ un pouce, j'ouvris largement la cavité de l'abcès. Il y avait environ une demi-drachme de pus (moins d'un gramme) dans cet abcès. La plaie saignait fortement, la pression semblait avoir peu d'action, je la lavai avec une solution faible de sublimé qui arrêta en grande partie l'hémorragie ; malheureusement le lavage entraina le calcul et on avait jeté le liquide avant que j'aie pu l'examiner. Cependant je trouvai encore deux ou trois fines concrétions.

Comme la substance rénale continuait à saigner considérablement, je pensai bien faire en tamponnant légèrement l'incision rénale avec un morceau de gaze antiseptique trempé dans la solution phéniquée faible, l'extrémité de la gaze étant amenée à l'angle inférieur de la plaie cutanée à côté du tube à drainage.

Je fis la suture en étages, et pansai avec de la gaze et une plaque de ouate de tourbe.

Les deux jours qui suivirent l'opération, la malade souffrit de vomissements incessants que rien ne put arrêter. On dut la nourrir exclusivement au moyen de lavements nutritifs.

Elle n'eut aucun retour de sa douleur spasmodique rénale, mais cependant la prostration qui suivit les vomissements m'inquiétait un peu.

Le matin du troisième jour, ayant essayé de tous les moyens médicaux que je pus inventer, je réfléchis que les vomissements pouvaient être réflexes et causés par le rein, et être occasionnés par le tampon que j'avais mis pour arrêter l'hémorragie, de même que les coliques néphrétiques sont souvent accompagnées de nausées.

En conséquence je retirai immédiatement le tampon par une douce traction avec cet heureux résultat que la malade ne vomit plus qu'une fois après
cela.

De ce moment les progrès furent rapides. La plaie demeura aseptique et
guérit par première intention. L'urine continua à couler le long du trajet du
tube à drainage pendant quatre semaines, et quinze jours plus tard la malade
sortit. Elle était absolument débarrassée de ses douleurs et n'avait pas eu de
récidives lorsque j'ai eu en dernier lieu de ses nouvelles. Elle avait repris de
l'embonpoint et des couleurs. Je la crois maintenant en parfaite santé.

OBSERVATION LX

*Hémorragie incoercible survenue pendant l'exploration. — Néphrectomie. —
Guérison.* — Mayo Robson, *Leeds Med. Society, Brit. Med. J.*, 1887,
p. 944.

Homme de 24 ans, depuis deux ans avait des signes de calcul rénal ; il se
décide à néphrolithotomie.

On découvre le rein et fait des ponctions en beaucoup d'endroits avec
l'aiguille sans trouver de pierre.

Alors on incise la capsule et on pousse une pince dans le bassinet pour
sonder les calices.

Hémorragie impossible à arrêter. On est forcé d'enlever le rein, une large
veine anormale a été déchirée dans la couche contricale à environ un pouce
de la surface.

Malade guérit en trois semaines.

Ces deux observations et celle de Sabatier (Obs. XLII) sont les
seules que nous ayons rencontrées où l'hémorragie ait présenté une
telle gravité ; cela tient peut-être à ce que dans presque tous les cas
où l'incision du rein a été faite, il s'agissait de calculs ou de reins
altérés, car les vaisseaux de l'organe sont alors atrophiés par le tissu
de sclérose. D'après Tuffier, les incisions sur le rein sain donneraient
bien plus de sang. On court même le risque de perdre son malade
d'hémorragie.

Dans deux observations de Parker et de Bellamy, lues à la
Société médicale de Londres, en 1887, après avoir incisé une
pyélonéphrite suppurée, on en a méconnu la cause, qui était un
calcul arrêté dans l'uretère au niveau du détroit supérieur.

Il semble donc que si dans un cas semblable, les signes fonctionnels et les signes physiques reconnus par l'incision exploratrice
rendaient l'existence d'un calcul dans l'uretère probable, il faudrait

absolument *compléter l'examen du rein par celui de l'uretère,* au moins de sa partie supérieure.

Le Dentu a palpé ainsi une fois l'uretère jusqu'au point où ce conduit est croisé par les vaisseaux spermatiques, il ne trouva pas de calcul, mais cet examen n'eut aucun mauvais résultat.

Bien souvent, dans nos expériences cadavériques, nous avons ainsi palpé l'uretère par l'incision exploratrice, nous l'avons toujours rencontré assez facilement.

Pour le rechercher, il ne faut pas diriger le doigt vers le psoas et essayer de reconnaître les organes qui le croisent, on se trompe ainsi invariablement. Il faut saisir entre deux doigts le tissu cellulo-adipeux de la capsule au niveau du bord interne du rein et au-dessous de lui ; on arrive facilement à reconnaître l'uretère au milieu de ce tissu, même sans le dénuder, et on se rend très bien compte de sa consistance et de l'intégrité de ses parois ; sans aucun doute un calcul situé à ce niveau serait reconnu.

Cette exploration pourrait d'ailleurs être accompagnée d'une sorte de cathétérisme rétrograde de l'uretère.

Ce n'est pas là une manœuvre difficile, et en tant qu'opération cadavérique elle ne demande qu'un peu de soin pour réussir. Bruce Clarcke et Hallé, qui l'ont tous deux pratiquée en attestent la facilité, nous l'avons nous-même répétée souvent dans nos examens, et toujours sans peine, en procédant de la manière suivante : nous incisions au bord convexe du rein, assez profondément pour ouvrir un des calices, puis introduisant une baleine armée d'une petite olive, nous la faisions glisser dans le bassinet. Quand on laisse le rein en place, verticalement dirigé, l'olive pénètre difficilement dans l'uretère qui arrive en formant une courbe marquée avant de pénétrer dans le rein ; mais si on relève l'extrémité inférieure du rein en l'attirant dans la plaie, une incision faite au niveau de la partie moyenne du bord convexe du rein se trouve juste sur le prolongement de l'axe du bassinet et de l'uretère, et la sonde glisse naturellement dans le conduit et le parcourt sans résistance jusque dans le petit bassin.

On peut combiner cette manœuvre avec la palpation extérieure, les doigts accompagnant l'olive à l'extérieur du conduit ; on peut faire le cathétérisme seul.

Nous le répétons, sur le cadavre, c'est une manœuvre des plus simples, pourvu que l'on redresse la courbure du bassinet en rendant le rein presque horizontal.

Cette opération peut se faire sur le vivant et ne pas entraîner de résultats fâcheux, nous n'en voulons pour preuve que l'observation de Lange que nous avons citée page 73, où, après avoir enlevé une masse fibrineuse qui obturait l'uretère, il le parcourut avec une bougie de moyen calibre, qui pénétra jusque dans la vessie sans difficulté. Il faut le dire aussi, elle peut se faire sans donner grand résultat comme dans l'observation suivante.

OBSERVATION LI

Rétrécissement de l'urèthre ancien. — Cystite-Pyélonéphrite suppurée ; néphrotomie. — Oblitération de l'uretère. — Essai de cathétérisme de l'uretère par incision rénale, par PUZEY. *Lancet* 1888 t. I, p. 203. *In thèse* HALLÉ.

Homme 40 ans........

Bientôt apparaît une tumeur lombaire qui augmente et qui diminue alternativement de volume, ces oscillations coïncidant avec des décharges successives de pus dans les urines. L'opération fut décidée. Puzey avait l'intention de faire la néphrectomie ou la néphrotomie avec drainage en cas d'impossibilité d'extraction du rein. Le rein adhérent fut incisé sur une étendue de 6 à 8 centimètres ; écoulement d'une pinte de pus avec concrétions phosphatiques, hémorragie abondante, thermocautère ; lavage phéniqué.

Drainage large ; suture du rein à la plaie lombaire.

Après quelques accidents tout alla bien ; l'amélioration fut considérable ; huit semaines après l'opération, Puzey retira le drain, espérant que la plaie lombaire pourrait enfin se cicatriser. Mais aussitôt les accidents reparurent ; le drain est replacé, et tous les accidents cessent encore une fois.

Une deuxième tentative fut suivie du même résultat. Puzey pense alors que peut-être l'uretère est rétréci, obstrué et qu'il y aurait avantage à le cathétériser, au moins dans sa partie supérieure. Dans l'hypothèse d'un calcul oblitérant, il cherchera à introduire une bougie jusque dans la vessie.

C'est ce qu'il fit par deux fois avec des bougies de 18 à 20 pouces.

Le malade prétendit sentir la sonde dans sa vessie ; le bec de celle-ci semble buter contre un plan résistant, probablement le plancher du bassin.

Ces tentatives ne furent pas suivies de succès ; l'urine ne reprit pas son cours normal.

Pensant que le meilleur moyen était de supprimer la fonction du rein pour tarir la fistule, Puzey rouvre l'incision et use largement du thermocautère. Les suites de l'opération furent bonnes, quinze jours après le malade se levait, mais il succomba à une broncho-pneumonie droite trois semaines après.

Autopsie, — Hépatisation grise du lobe inférieur du poumon droit; foie amyloïde hypertrophié ainsi que l'uretère.

Le rein droit a sa capsule épaisse adhérente. Il y a une disparition presque complète de parenchyme rénal.

L'uretère est raccourci et ses parois sont épaisses. Sa moitié inférieure est oblitérée par des adhérences de la muqueuse qui, cependant, peuvent être déchirées sans difficulté avec une sonde.

La vessie est hypertrophiée.

L'urètre est dilaté dans sa portion membraneuse et prostatique. Le rétrécissement est guéri.

L'exploration finie, Morris ferme l'incision par trois à quatre points de suture au catgut; Tuffier a fait, dans ses expériences, deux rangs de suture, les unes profondes pour l'hémostase, les autres superficielles pour la coaptation. Le chirurgien anglais repousse ensuite le rein à sa place, et on maintient pendant quelques minutes une compression avec des éponges pour être certain que l'hémorragie a cédé, puis, après avoir soigneusement désinfecté la plaie, on procède à la suture en étages.

Morris réunit tout d'abord au catgut les deux lèvres de la déchirure faite à la capsule cellulo-adipeuse, et cela par deux ou trois points de suture. Puis il fait un plan de sutures profond, réunissant l'aponévrose du transverse et le petit oblique. Enfin, dans un troisième plan, il rapproche les extrémités séparées du grand dorsal et du grand oblique.

Pas plus que Le Dentu il ne réunit l'entaille qu'il fait parfois au carré.

M. Guyon qui insiste sur l'utilité des sutures à étage pour prévenir l'éventration à la suite des tailles hypogastriques, recommande de même ce procédé pour les incisions lombaires, et fait aussi la suture à plusieurs plans.

M. Ollier (1) attache une importance extrême à ce mode de réunion et dit ne pas craindre ainsi de hernie de la cicatrice, quelle que soit la longueur de la plaie; le savant professeur de Lyon nous a dit n'avoir jamais vu cet accident se produire, quoiqu'il ait fait des incisions obliques énormes.

Morris n'a vu qu'une fois la cicatrice céder dans la suite, chez

____

(1) OLLIER. *Congrès de chirurgie,* 1886.

un jeune homme exploré par lui; il n'avait fait qu'un plan de sutures comprenant toute l'épaisseur de la paroi musculaire ; la réunion eut lieu par première intention. Dans la suite, le malade devint obèse, et sa cicatrice musculaire laissa passer une hernie, véritable hernie de Jean-Louis Petit, réductible et facilement maintenue par un bandage.

La suture musculaire en étage est donc importante à faire; si l'on craint que les muscles sectionnés ne se rétractent trop et qu'on ne puisse les reconnaître, il faudra agir, comme le recommande Kœnig, en passant une anse de fil de chaque côté de la ligne de section avant de couper ce muscle et se servir ensuite de ces fils pour retrouver les deux bouts rétractés.

Quand il a fait simplement une palpation du rein, Morris ne fait pas de drainage, ou, tout au moins, retire le tube dès le lendemain; mais lorsqu'il a fait une incision dans le parenchyme rénal, surtout lorsque le rein est déjà un peu altéré, il place un tube près de cette incision et le laisse quelques jours.

Parfois il ne s'écoule pas d'urine par la plaie (MAY BENNETT), mais souvent aussi, il se produit un écoulement abondant les premiers jours, qui diminue ensuite rapidement.

L'urine cesse de passer par la plaie quelques jours, parfois plusieurs semaines après l'opération ; on a même vu plusieurs fois une fistule urinaire persister, ou au moins une fistule purulente quand ce rein avait été incisé.

Le pansement n'offre rien de spécial pourvu qu'il soit antiseptique et puisse se changer fréquemment; mais il est nécessaire de faire une compression exacte sur la région, car le rein ainsi décortiqué a de la tendance à se porter en avant et à créer une sorte de cavité entre lui et la paroi lombaire. Pour éviter cela, Morris conseille de faire tenir les malades au repos absolu, sur le dos, les premiers jours qui suivent l'opération, et de placer dans l'hypocondre correspondant au rein exploré un gros coussin de ouate, pour l'appliquer fortement contre la paroi postérieure de l'abdomen.

Observation LII (Inédite)

Hydronéphrose. — Néphrotomie. — (Manuel opératoire de M. Guyon).

Homme de 40 ans, depuis longtemps douleurs du côté gauche, surtout lorsqu'il marche ou va en voiture. Palpation ne donne, à cause de la douleur, que des signes très vagues ; on sent seulement de la plénitude dans la région de l'hypocondre gauche. En endormant le malade on sent très nettement une large masse occupant la place du rein gauche et remontant sous le diaphragme; il semble même qu'on perçoit la fluctuation.

On diagnostique hydronéphrose peut-être due à un calcul, et on se décide à faire une exploration directe, qui sera en même temps le traitement curatif.

Néphrotomie, le 26 janvier 1886. Malade couché sur le côté, coussin sous le flanc droit, incision oblique partant de sous la douzième côte pour se porter à douze centimètres en dehors vers la crête iliaque.

On incise le grand dorsal ; quelques vaisseaux à lier à ce moment ; on incise les obliques et l'aponévrose profonde sur le doigt ; on voit nettement le bord externe du carré lombaire dans la lèvre interne de la plaie.

Déchirure du fascia sous-péritonéal, on découvre la graisse périrénale, le côlon ne paraît pas dans la plaie, mais le rein est au contraire facilement accessible, il est très volumineux, mais on ne peut apprécier nettement s'il est fluctuant.

Face postérieure du rein, mise à nu, paraît rouge et congestionnée; décortiquée, elle saigne un peu ; on palpe le pédicule du rein, on ne sent rien à ce niveau.

Ponction aspiratrice ; on retire un liquide clair. Incision sur le bord externe du rein, longue de trois centimètres, après avoir traversé une coque de substance rénale de un centimètre, on arrive dans la poche hydronéphrotique.

M. Guyon passe alors un fil suspenseur dans chacune des lèvres de la plaie rénale. Ces fils se sont montrés d'une grande utilité dans la suite ; ils fixent le rein mieux qu'on ne peut le faire en pressant sur lui à travers la paroi abdominale.

La poche vidée (un demi-litre), M. Guyon l'explore avec le doigt, il sent un grand nombre de cloisonnements, mais ne peut atteindre la limite de la cavité, il fait alors la même recherche avec un cathéter sans pouvoir rencontrer de calcul. On cherche à reconnaître la consistance de l'uretère et son volume, mais on ne peut le sentir.

Comme les lèvres de la plaie rénale saignent assez abondamment après avoir placé deux gros drains dans la poche, on fait une compression avec une bandelette de gaze iodoformée.

Suture étagée : aponévrose profonde, plans musculaires, peau. On fixe les deux gros drains à la peau. Pansement à la gaze iodoformée.

Malade actuellement en voie de guérison.

Observation LIII (Inédite)

Néphrite suppurée. — Incision exploratrice. — H. Morris.

Malade entrée dans le service pour une arthrite tuberculeuse du genou, qui maintenant est en voie de guérison ; le rein droit est devenu douloureux, il y a de la pyurie, ballottement très net. Morris pense un rein tuberculeux, mais peut-être suppuré, par la présence d'un calcul.

On se décide à faire une exploration qui sera suivie de la néphrectomie, s'il y a lieu.

La malade endormie, palpation pour chercher à s'assurer de l'existence du rein opposé. Incision oblique à égale distance de la douzième côte et de la crête iliaque. On incise rapidement les muscles et l'aponévrose, la capsule adipeuse fait hernie en un point; le bord externe du muscle carré, faisant saillie à la lèvre interne de la plaie, on l'entaille avec le bistouri boutonné. Avec les deux index, on découvre la face postérieure du rein. De larges rétracteurs écartent la graisse de l'atmosphère celluleuse en haut, en bas, et en dehors. Palpation de la face postérieure et du hile avec deux doigts ; on sent l'uretère volumineux et dur. Palpation de la face antérieure ; on ne sent rien dans le rein. A la surface du rein, on sent de petites saillies qui donnent une sensation de grande dureté; quand on les gratte légèrement avec l'ongle, ces saillies disparaissent.

Ce sont de petits abcès que l'on distingue ainsi de calculs faisant saillie à la surface. Ponctions répétées avec une aiguille très fine, dont le manche est en métal; on ne trouve rien.

Ponction avec le trocart cannelé, au niveau du tiers inférieur du rein; il sort un peu de pus par la canule. Avec un bistouri boutonné, glissé dans la cannelure on fait une incision qui donne accès au doigt jusque dans le bassinet.

On ne sent pas de pierre.

Comme le rein paraît très désorganisé, Morris se décide à l'extirper.

Il fait une incision de la peau perpendiculaire à la première; le rein est rapidement décortiqué avec le doigt et on lui fait faire hernie hors de la plaie. Ligature du pédicule avec une aiguille mousse, ligature isolée de l'uretère, sur lequel on met une grosse pince en plus ; ces ligatures en tendons de kangouroos glissent parfois; aussi, à mesure qu'il enlève le rein, Morris pince à nouveau les vaisseaux et place de nouvelles ligatures au catgut sur chacun d'eux.

Enfin un fil est placé dans le pédicule pour pouvoir le ramener s'il y avait une hémorragie secondaire, ce fil est fixé hors de la plaie.

Suture au catgut des différents plans musculaires.

Suture de la peau avec des fils de soie. Un gros drain est poussé jusqu'au pédicule ; l'uretère est abandonné dans la plaie.

Pansement. — Poudre d'iodoforme; lint boriqué; ouate; gros coussin d'ouate en avant. Vu la malade trois jours après. Elle n'a uriné que quatre onces (113 gr.) d'urine par jour. Son état général est cependant bon. Langue humide, pouls calme, température normale.

La plaie lombaire se réunit par première intention.

OBSERVATION LIV (Inédite)

Signes de calcul. — Incision exploratrice sans résultat. — H. MORRIS.

Malade ayant depuis longtemps des crises rénales très douloureuses. Hématuries.

Incision exploratrice pour reconnaître s'il existe un calcul du rein. La malade endormie, palpation minutieuse pour s'assurer de l'existence du rein opposé.

Examen de la vessie, négatif. Malade couchée sur le côté gauche, coussin sous le flanc, jambes fléchies, le chirurgien se place en arrière.

Incision parallèle à la douzième côte à égale distance entre elle et la crête iliaque, douze à quinze centimètres de long.

On incise les couches musculaires, on entaille le bord externe en carré, on place sur les lèvres de la plaie de grands écarteurs en haut, en bas et en dehors.

Le tissu cellulo-graisseux épaissi et très dense empêche de sentir le rein. Morris dissocie les lobules graisseux avec l'index, puis les saisit avec de larges pinces à kyste pour les écarter en dehors.

Il prend ainsi successivement plusieurs couches d'atmosphère graisseuse et avec ses pinces les écarte en dehors. L'opérateur place alors une main sur le ventre de la malade et se repousse le rein qu'il sent ainsi nettement avec l'index de l'autre main placée dans la plaie.

Le rein est très adhérent; l'opérateur passe pourtant l'index en avant de lui et palpe le hile entre le pouce et l'index.

Ponctions avec un trocart cannelé sur la face postérieure, on ne sent rien. Morris dégage alors avec les deux index l'extrémité supérieure et l'extrémité inférieure du rein, et lui fait faire hernie dans la plaie.

Il le palpe entre plusieurs doigts, on donne encore plusieurs coups de trocart sans rencontrer aucun calcul; à chaque coup, un jet de sang s'échappe par la canule. On repousse alors le rein en place sans s'occuper de l'hémorragie et un aide maintient pendant quelques minutes une compression avec des éponges poussées dans la plaie. On retire les éponges après cinq minutes, l'hémorragie a cessé. Suture de l'atmosphère celluleuse et de l'aponévrose profonde. Suture des obliques et du grand dorsal. On ne s'occupe pas de l'incision faite sur le carré lombaire. Cette suture a demandé dix à quinze points de catgut. On place un petit tube à drainage.

Suture de la peau au fil de soie.

Pansement. — Poudre d'iodoforme; lint boriqué; charpie boriquée; plaques de gaze phéniquée, recouvertes d'un morceau de macintosh; plaque de ouate, le tout fixé par des bandes de flanelle.

OBSERVATION LV

Calcul du bassinet non senti par palpation directe, reconnu par acupuncture après incision lombaire exploratrice. MARCUS BECK. *Transact of the Clinic. Society,* 1882, p. 103.

Homme, 19 ans, depuis sept ans, douleurs paroxystiques dans le côté gauche, ténesme vésical, hématuries répétées. On suppose un calcul rénal.

Examen sous le chloroforme, rien d'anormal à la palpation, pas de pus dans l'urine.

Le 16 août 1881, on fait une incision exploratrice lombaire, parallèle à la dernière côte; le rein paraît sain, on ne sent aucun calcul, même quand le rein est pris entre les doigts.

Acupuncture avec une aiguille à coudre, calcul dans le bassinet senti immédiatement. On l'extrait en glissant la lame d'un bistouri sur l'aiguille, puis en introduisant le doigt.

En décembre, le malade n'a plus de douleurs, fistule fermée, mais l'urine contient un peu de pus.

OBSERVATION LVI

Néphrolithotomie pour calculs du rein droit. — Guérison par première intention de plaie rénale. BENNETT MAY. *Birmingham med. Rev.*, décembre 1885, p. 241. *Thèse* BRODEUR.

X..., pompier, 33 ans. Fréquents accès de douleurs, depuis dix ans, dans la région lombaire droite, douleurs s'irradiant dans aine et à crête iliaque. Il y a quatre mois, violente crise douloureuse pendant toute une nuit, à la suite d'un excès de fatigue. Depuis ce moment, tout travail impossible. Légère douleur locale à une forte pression. Urines toujours à peu près normales, jamais de pus ni de sang, mais oxalate de chaux et acide urique.

Opération, 2 juin 1885. Incision lombaire oblique près des côtes. Dénudation du rein facile. Rein paraissant sain à la vue et au toucher. Les trente premières piqûres avec aiguille sont négatives.

Enfin l'aiguille tombe sur le calcul et sert de conducteur pour inciser le rein avec un petit ténotome. Extraction du calcul avec facilité. Recherche avec l'aiguille et découverte d'un autre calcul plus volumineux qui est extrait avec le même petit forceps. Peu d'hémorragie. Calculs mûraux d'oxalate de chaux, l'un pesant 96 grains (4 gr. 80), l'autre 21 grains (1 gr. 05), deux drains placés dans la plaie lombaire, non dans le rein lui-même. Pansement de Lister. Plaie cicatrisée en quatre semaines. Suites de l'opération exclusivement heureuses. Urines sanguinolentes pendant deux jours. *Jamais une seule goutte d'urine par la plaie lombaire.* La plaie rénale a dû se cicatriser rapidement. Le malade a repris sa profession de pompier et n'éprouve aucune douleur ni la moindre faiblesse dans la région lombaire.

Guérison complète se continue encore aujourd'hui, novembre 1885.

OBSERVATION LVII

Néphrolithotomie. — Calcul senti seulement par acupuncture. BENNETT MAY. Clin. Society. *Brit. Med.*, janvier 1885, p. 315.

Signes fonctionnels de calcul du rein. Incision oblique empiétant sur la douzième côte.

Palpation directe du rein ne donne aucun signe, même en soutenant le rein par devant. La palpation à travers les téguments n'avait bien entendu rien donné.

L'acupuncture permet de sentir une pierre, on incise alors verticalement la substance rénale, et on extrait un gros calcul de trois pouces (8 centimètres) de long.

Guérison ; fistule urinaire fermée en vingt-cinq jours.

OBSERVATION LVIII

Néphrolithotomie. — Calculs très petits sentis seulement après l'incision du rein. — Guérison. — BENNETT MAY. *Brit. Med. Journ.,* 1888, I, 358.

Hématurie, il y a huit ans, et depuis douleurs continuelles. Dans la dernière année les douleurs après le mouvement étaient insupportables, et le malade a dû rester couché un mois. Beaucoup de pus dans l'urine.

Incision lombaire, rein augmenté de volume et dilaté. En l'incisant, flot d'urine s'échappe, attirant à portée du doigt quatre petits calculs pesant ensemble douze grains (presque un gramme). C'est tout ce qu'une recherche attentive permit de trouver. Bennett pense que ces calculs agissaient sur l'orifice supérieur de l'uretère comme une valvule, et que c'est grâce au reflux du liquide qui les a entraînés qu'il a pu les trouver si facilement.

Malgré l'état grave du rein, le malade opéré depuis quatre mois est maintenant en bonne santé et travaille sans peine.

OBSERVATION LIX

Incision exploratrice. — Calcul trouvé par ponction. — BOUCHIER NICHOLSON. *Brit. Med. Jour.,* 1885, II, p. 445.

Signes de calcul du rein ; par palpation on sentait le rein augmenté de volume, mais rien de plus. Incision parallèle à dernière côte permet d'atteindre le bord inféro-externe du rein.

Ponction du rein avec aspirateur fait sentir le calcul, on incise alors sur le trocart comme sur une sonde cannelée pour arriver sur la pierre.

L'auteur insiste sur l'emploi des incisions exploratrices pour le diagnostic rapide.

OBSERVATION LX

Calcul du rein reconnu par palpation après incision lombaire. — Néphrolithotomie. — H. BUTLIN. *Clinic. Society Rep.* 1882, p. 113.

Homme de vingt ans. En août 1881, névralgie testiculaire droite. Examen complet montre qu'avec névralgies, douleurs dans la région lombaire droite, accompagnant et précédant les douleurs de névralgie testiculaire. L'urine contient des cristaux.

La palpation profonde du rein droit est douloureuse. Jamais ni pus, ni sang dans l'urine, pas de ténesme vésical.

On pense à une lésion rénale et on décide de faire une incision exploratrice.

Incision le long du bord externe du sacro-lombaire, de la onzième côte à la crête iliaque.

A la palpation directe, le rein paraît normal, mais sur son bord interne, on sent un point ramolli, et à ce niveau, dans la profondeur, un calcul.

On gratte avec l'ongle le tissu qui le recouvre et on l'enlève sans difficulté.

Guérison lente ; à sortie le malade a encore du pus dans l'urine.

Observation LXI

Néphrolithotomie. — Nécessité de palper la face antérieure. — Howse. *Brit. Med. Jour.*, 1885, p. 315.

Signes fonctionnels font penser à calcul du rein, incision lombaire, en entaillant le carré.

Palpation de la face postérieure ne donne rien, ce n'est qu'en passant les doigts en avant et en pressant d'avant en arrière, que l'on sent pierre dans le bassinet. C'est parce que le muscle psoas fournit ainsi un bon point d'appui, tandis que d'arrière en avant il n'y avait pas de plan résistant.

Fixe pierre en saisissant le bassinet entre le pouce et l'index, puis il fait un petit orifice à la partie inférieure du bassinet et extrait par là le calcul qui était peu volumineux.

Malade en convalescence, fistule.

Observation LXII

Calcul du rein senti par palpation directe. — Néphrolithotomie. — Kendal Franks. *Brit. Med. Journ.*, mars 1888.

Homme de 28 ans. Malade depuis six ans. Bonne santé antérieure, mais grand buveur d'alcool; dans l'hiver de 1879-80, après avoir beaucoup bu, il eut des frissons suivis d'une attaque fébrile et quinze jours plus tard une anurie qui dura trois jours. Quand l'urine revint, elle était mélangée de sang. En même temps que l'hématurie il eut de violentes douleurs paroxystiques, commençant dans l'aine et la hanche gauches et quelquefois s'irradiant dans le testicule gauche.

Quoique variant d'intensité, ces douleurs furent continuelles pendant les six ans qui précédèrent l'opération. L'hématurie ne cessa pas complètement pendant trois mois.

Pendant les six mois qu'il fut en observation à l'hôpital, il n'urina pas de sang, mais une quantité de pus variable, quelquefois un tiers de l'urine.

L'urine était toujours acide quoique parfois extrêmement fétide. Le microscope y révélait des cellules de pus et de cristaux d'acide urique, mais pas de moules de tubuli ni de cellules épithéliales

En examinant le siège de la douleur rien d'anormal ne peut être découvert, si ce n'est une sensibilité bien marquée en dessus et au-dessous de la dernière côte, juste en dehors de la masse sacro-lombaire, c'est-à-dire sur la région du rein gauche. Le malade ne pouvait se coucher du côté droit sans augmenter ses douleurs.

Mon collègue, le Dr Wallace Beatty, qui examina le cas avec grand soin, entra absolument dans mon diagnostic de calcul rénal et en conséquence j'opérai, en choisissant l'incision lombaire, le 6 mai 1886.

Quand j'atteignis le rein, une masse dure fut sentie dans le bassinet, et une ponction exploratrice avec une longue aiguille montra que c'était un calcul. Il avait environ deux pouces de long et remplissait complètement le bassinet.

Incision à travers le rein jusqu'au calcul. On l'extrait en le brisant. Drainage.

Réunion par première intention, le trajet du drain se ferme entre la quatrième et la cinquième semaine. Douleurs disparues depuis l'opération.

En 1887, le malade allait parfaitement et travaillait.

OBSERVATION LXIII (Résumée)

Néphrolithotomie (Manuel opératoire de Le Dentu pour explorer le rein.) LE
DENTU, *Académie de Médecine*, 26 juin 1888.

Longue incision de téguments et de muscles parallèle à la douzième côte,
commençant à la masse sacro-lombaire et se terminant à quinze centimètres
en avant.

Rein découvert, exploration avec le doigt et aiguille à acupuncture fait
reconnaître calcul dans le bassinet. Incision de l'organe transversalement et
en pleine substance rénale, extraction du calcul avec le doigt.

Lavage du bassinet, suture au catgut de plaie rénale, affrontement des bords
arrête de suite l'hémorragie.

Au bout de trois à quatre jours, urine normale. Drain enlevé au quinzième
jour, guérison complète en moins d'un mois.

Donc hémorragie du parenchyme pas à redouter, moindre compression
l'arrête. Décortication de la face antérieure n'a nullement nui à la réunion
immédiate et n'a pas davantage déterminé d'infiltration d'urine.

Incision sur le bord convexe du rein et suture avec gros catgut a toutes les
chances d'empêcher la filtration de l'urine par la plaie.

OBSERVATION LXIV (Résumée)

Calcul méconnu, malgré acupuncture et palpation, nécessité d'incision. —
HENRY MORRIS, *Medico-surgical, soc. transactions*, vol. 68, 1885, p. 67.

Ouvrier de 35 ans, souffrant depuis le mois de mai 1882 de violentes coliques du côté droit, la douleur n'était pas constante et variait à la fois d'intensité et de place; tantôt il la ressentait à l'épigastre, tantôt au testicule droit, à
la cuisse, dans la région lombaire ou dans la vessie. Ces douleurs avaient
commencé à la fin de 1881, cinq mois avant l'admission, par des tranchées
au creux de l'estomac et dans la région lombaire droite, troublant son repos
la nuit et surtout vers le matin.

En novembre 1882, il fut admis dans mon service et à cette époque j'explorai son rein par une incision lombaire, à la fois par la palpation et l'aiguille à
acupuncture; cette opération sembla le soulager, mais bientôt après avoir
quitté l'hôpital, en décembre 1882, ses douleurs revinrent plus fortes que
jamais, il urina une grande quantité de sang.

L'état du malade continua sans amélioration jusqu'en octobre 1883 où il
revint plus mal que jamais.

Il était amaigri, fatigué, avec une aggravation de tous ses anciens symptômes et des paroxismes de douleurs excruciantes à toute heure et pour les
causes les plus futiles. La douleur était encore complètement du côté droit;
il avait rendu deux fois de petits calculs sans aucun soulagement consécutif.

Le 24 octobre le malade fut endormi, et une incision transverse d'environ
trois pouces de long fut faite dans la région lombaire droite à un demi-pouce
de l'ancienne cicatrice.

Ayant soigneusement exploré le rein sur ses deux faces et l'ayant comprimé
dans toute sa longueur entre mes doigts et mon pouce, l'ayant aussi ponctionné, je ne pus trouver aucune pierre. Le rein tout entier était exception-

nellement dur et aucune partie n'était plus dure ou plus résistante que le reste.

On fait alors la néphrectomie et, au moment où l'on enlevait le rein, en incisant son bassinet, un calcul grossièrement arrondi, du volume d'une petite bille, tomba du rein dans la plaie.

Le 11 décembre le malade quitte l'hôpital en bonne santé, mais avec une fistule non encore guérie.

L'examen du rein après son ablation montra une dépression arrondie dans un des calices près de l'extrémité inférieure de l'organe. Le calcul la remplissait exactement et avait sans aucun doute été logé là jusqu'au moment où il avait été déplacé par les manœuvres nécessaires pour l'excision du rein.

Le rein était de volume normal, mais très dur ; le calcul placé dans sa dépression était si profondément entouré par la substance rénale qu'on ne pouvait pas le sentir en pressant le rein avec les doigts, alors qu'il était placé sur une table.

OBSERVATION LXV

Calcul trouvé par palpation de face antérieure. — HENRY MORRIS, *Clinical Society*, Fév. 1885, *Brit. Med. Jour.*, 1885, p. 489.

Malade de 24 ans présentant depuis longtemps des signes de calcul du rein. On décide lithotomie.

Opération le 10 mai 1884. Exploration digitale de face postérieure et acupuncture ne font rien découvrir. On sent cependant avec le doigt un calcul en palpant la face antérieure près de son bord interne et au-dessous du hile.

La sensation donnée au doigt par le calcul à travers la substance rénale était simplement celle d'une induration plus grande comparée au reste de la substance rénale.

M. Morris s'assura de la nature de l'induration en déchirant avec l'ongle le tissu rénal sur le calcul ; ensuite il incise au bistouri le bord interne, et s'aidant du doigt resté en avant et d'une curette il extrait le calcul. Pas d'hémorragie. Guérison complète. (Longue observation très détaillée.)

OBSERVATION LXVI

Néphrolithotomie. — *Rein gauche, guérison.* — *Palpation de face antérieure.* — EDMOND OWEN, *Brit. Med. Jour.*, Oct. 1885, p. 701.

Opération le 15 mai, le malade est couché sur le côté droit, la région lombaire gauche est lavée avec du sublimé corrosif au millième. Le chirurgien placé derrière le malade fait une incision d'environ quatre pouces, parallèle à la dernière côte, environ la largeur de deux doigts au-dessous d'elle. La limite interne de l'incision étant le bord externe du muscle long dorsal.

On coupe les fibres antérieurs du grand dorsal et les fibres postérieurs du grand oblique, on incise le petit oblique et le transverse, puis le fascia transversalis. On reconnaît la branche antérieure du dernier nerf dorsal.

On déchire avec une sonde cannelée du tissu cellulaire lâche et de la graisse, et l'on arrive sur le rein.

Immédiatement on place l'index gauche fléchi sur la face antérieure du rein et en faisant une forte pression en arrière on sent une pierre dans le bassinet.

Sans enlever le doigt, la partie postérieure du bassinet est déchirée avec la sonde et avec l'aide d'une pince à pression on retire la pierre par une petite incision. Hémorragie insignifiante. — Drainage. — Pansement avec Woodwool.

Guérison première intention. Petite fistule guérie trois mois après.

OBSERVATION LXVII

Néphralgie excessivement intense. — Néphrectomie. — Guérison. (Manuel opératoire de PÉAN). — PÉAN, in thèse de BRODEUR.

Je plaçai le malade dans le décubitus latéro-abdominal droit, avec un coussin sous le flanc droit, les cuisses et les jambes légèrement fléchies, ainsi que le tronc.

Lavage du champ opératoire avec une solution phéniquée.

Instruments placés dans une solution phéniquée au un vingtième.

Je cherche du doigt la saillie que forme la masse sacro-lombaire, et juste au dehors de son bord externe, je traçai à l'encre une ligne verticale parallèle à ce bord, remontant au-dessus du rebord des fausses côtes et descendant au-dessous de la crête iliaque.

Sur toute l'étendue du trajet de cette ligne qui sert à guider le bistouri, j'incisai la peau et le tissu cellulaire sous-cutané.

Cette incision, qui déborde les côtes et la crête iliaque de cinq à six centimètres, permet de bien voir le bord antérieur du carré lombaire et le bord postérieur des muscles de la ceinture abdominale, et de couper l'interligne aponévrotique qui les sépare.

En écartant les deux lèvres musculaires, je vois au-dessous une couche de graisse assez molle que j'excise, puis une lame aponévrotique (fausse aponévrose, PÉAN) qui isole cette couche de la couche graisseuse qui représente la véritable atmosphère graisseuse du rein. J'incise toutes ces couches que je fais alors rétracter avec des rétracteurs courts, à manche de même forme que ceux dont je me sers pour le vagin. Avant de mettre le rein à nu, je cherche avec l'extrémité de l'index la place qu'il occupe, je le reconnais à sa forme et à sa consistance, et après l'avoir mis à nu je constate que son extrémité inférieure fait seule saillie au niveau de l'incision, qu'elle est hypertrophiée, et que le reste de l'organe remonte vers l'estomac, en avant de la colonne vertébrale.

Ces rapports devant en rendre l'énucléation difficile, j'incise de mon mieux tous ces tissus qui recouvrent la capsule propre du rein, et malgré la résistance qu'elle oppose en raison d'un certain degré d'inflammation dont elle est le siège, je l'énuclée exclusivement avec l'extrémité des doigts.

En suivant cette capsule sur les deux faces du rein, je vois alors à travers cette membrane que le parenchyme rénal offre une teinte noire insolite, que sa surface est inégale, parcourue de sillons blanchâtres de un à deux millimètres de profondeur, qui se poursuivent d'une façon irrégulière sur son bord externe et ses deux faces.

Néphrectomie. — Guérison.

R   10

Observation LXVIII (Résumée)

Néphrectomie pour pyélite calculeuse. — Examen direct permet seul le diagnostic en ouvrant la poche rénale et en palpant par cette voie. E. J. Shefferd. Montréal Med. Chirurg. Society. *New-York. Med.Record*, 12 décembre 1885, *in thèse* Brodeur.

Diagnostic hésitant entre pyélite tuberculeuse et pyélite calculeuse.

En octobre 1885, éthérisation, on examine d'abord le rein droit, et par palpation on reconnaît facilement qu'il est de volume normal, en apparence sain et librement mobile.

Malade placé alors sur côté droit dans position de côlotomie, coussin dans le flanc droit. Incision parallèle à la dernière côte, plus près d'elle que de la crête iliaque, allant depuis le bord externe du sacro-lombaire jusqu'à environ six pouces en dehors et en avant, section de bord externe de carré, hémorragie veineuse assez abondante.

Arrivé sur le rein, ponction, pus fétide, la main passée en avant du rein sent une masse dure dans le bassinet, et l'aiguille exploratrice montre que c'est un calcul.

Incision à partie saillante de tumeur, évacuation d'une pinte (un demi-litre) de pus fétide.

Exploration du bassinet avec le doigt introduit alors dans le rein transformé en véritable sac de pus, on sent un grand calcul branché remplissant le bassinet et se prolongeant vers l'uretère.

On décide alors néphrectomie — incision à angle droit sur la première.
Rien de spécial. Guérison.

Observation LXIX

Néphrolithotomie. — Pierre trouvée dans substance rénale. — Wright. Manchester medic. Society. *Brit. med. J.* 1886, p. 823.

Montre un calcul retiré du rein droit d'un homme de vingt-huit ans. Incision lombaire en T. La pierre fut trouvée dans le parenchyme rénal, rien dans le bassinet. Elle était composée d'acide urique et pesait 48 grains (3 grammes 1/2.)

L'urine coule douze jours par plaie. Puis guérison absolue.

B. — Voie abdominale

Knowsley Thornton (1) et Lawson Tait sont les deux premiers qui aient préconisé cette voie pour explorer le rein ; depuis, Lucas Championnière a aussi employé ce procédé.

En 1880, Thornton fit sa première tentative de néphrolithotomie lombaire, il trouva un gros rein tuberculeux, le draina par la

---

(1) Knowsley Thornton. *Lancet*, 1887. I, 370. *Brit méd. journal.* 1884 II. 425.

voie lombaire ; il y eut quelque soulagement, puis suppression d'urine et mort par urémie.

A l'autopsie, les deux reins furent trouvés malades. Cet accident lui montra la nécessité de faire un diagnostic exact, et il résolut de faire toujours une incision abdominale exploratrice, puis de faire une incision séparée par la région lombaire, du côté malade.

Le manuel opératoire de cette exploration est des plus simples ; on fait une incision comme pour une laparotomie ordinaire, et en introduisant la main on va palper successivement les deux reins.

L'incision peut être faite sur la ligne médiane, ou sur les parties latérales de l'abdomen, au niveau du bord externe du grand droit, suivant le tracé de Langenbuch. Il n'y a là rien de spécial à l'exploration du rein, on procède pour cette incision comme dans les laparotomies exploratrices ordinaires.

On ne trouve pas, dans les auteurs, d'indications sur la voie à suivre pour arriver facilement sur le rein quand la main a été introduite dans l'abdomen ; or, si l'intestin est un peu distendu par des gaz, ce n'est pas une besogne si simple, car les anses intestinales coiffent les extrémités des doigts et empêchent ainsi la main d'avancer.

D'après les essais que nous avons faits sur le cadavre, il nous semble que la meilleure manière de procéder est la suivante, en supposant que l'incision a été faite sur la ligne médiane.

Se plaçant du côté opposé à celui que l'on veut explorer, on introduit la main, la face dorsale appuyée contre la paroi abdominale, et on contourne, sans perdre le contact du péritoine pariétal, la paroi antérieure, puis la paroi externe.

Arrivé ainsi près de la face postérieure, les sensations deviennent différentes à gauche et à droite.

Du côté gauche, on est arrêté par le mésocôlon descendant, que l'on sent très facilement comme un voile tendu, et que l'on reconnaît toujours, que le côlon soit distendu ou vide ; on contourne alors le côlon du bout des doigts, et immédiatement en dedans de lui, on sent le rein, que l'on fait glisser légèrement derrière le péritoine et qui est compris presque entièrement dans l'angle formé par le côlon transverse et le côlon descendant.

On sent, au-dessus et en dehors de lui, la rate, on peut palper le hile et même, *quand le sujet n'est pas trop gras*, reconnaître nettement l'uretère descendant sur le psoas.

De ce côté, la chose est vraîment aisée, et il est rare qu'on éprouve des difficultés à aborder le rein.

Du côté droit, il n'en est pas de même, la situation différente du côlon et la présence du foie compliquent un peu les manœuvres.

Quand on suit une voie analogue à celle que nous venons d'indiquer pour le côté gauche, on arrive ainsi sur le côlon ascendant, *mais en le franchissant, ce qui est souvent difficile à cause de sa grande dilatation habituelle*, on ne rencontre que l'extrémité inférieure du rein, faisant une saillie plus ou moins grande, suivant que l'organe est plus ou moins abaissé.

La meilleure voie à suivre pour compléter l'examen est alors de glisser la main *sous la face inférieure du foie*, en dehors de la vésicule biliaire, la face dorsale appliquée contre la surface hépatique ; pourvu que l'angle du côlon ne soit pas adhérent au foie, on arrive ainsi assez facilement sur l'extrémité supérieure du rein, et on la délimite.

L'uretère de ce côté est presque impossible à sentir, car le cœcum et le côlon ascendant le masquent presque toujours.

Nous avons palpé ainsi des reins très volumineux et nous avons *pu apprécier exactement leurs rapports et leur forme* ; mais la diminution de volume et surtout le changement de consistance sont tres difficiles à reconnaître.

Knowsley Thornton (1) emploie l'incision de Langenbuch, au bord externe du grand droit, qui permet d'atteindre le rein que l'on veut *explorer plus directement que l'incision médiane*.

L'observation suivante indique sa manière de faire.

Observation LXX.

Calcul retiré du rein par les incisions abdominale et lombaire combinées. — Knowsley Thornton. — *Med. Times*, p. 10, juillet 1885, ser. XXVII, 1er fascicule, 304.

Femme de 25 ans. Douleur depuis quatre ans dans région lombaire droite, hématuries.

____

(1) Knowsley Thornton, *loco citat.*

Examen soigneux de l'abdomen et des régions rénales, n'aide en rien le diagnostic; examen pelvien négatif aussi.

Le repos calme en partie les symptômes, mais l'examen développe une telle douleur dans la région lombaire gauche que l'on soupçonne l'existence de pierres dans l'un ou les deux reins.

Après avoir examiné le cas avec soin, je me résolus à ouvrir l'abdomen du côté droit par l'incision latérale de Langenbuch, et si je découvrais une pierre dans l'un ou l'autre, à l'enlever par l'incision lombaire.

Incision de Langenbuch sur le côté droit, cinq pouces de long, hémorragie des parois ; je mets la main dans le péritoine, j'examine la vessie, les ovaires, l'utérus que je redresse (je l'avais reconnu en rétroversion par un examen vaginal antérieur à l'opération), je cherche à sentir les uretères en partant de la vessie, mais je ne peux les sentir distinctement.

J'examinai alors le rein gauche, mais, quoiqu'il y eût une certaine plénitude du bassinet, n'ayant pas senti beaucoup de reins sur le vivant, à travers le péritoine, je restai dans le doute.

J'examinai le rein droit et pensai sentir une pierre dans le bassinet, et pour m'en assurer, je poussai mon doigt à travers le péritoine et le tissu cellulaire jusqu'à ce que la paroi du bassinet fût seule interposée entre mon doigt et la pierre.

Saisissant alors solidement le rein, je le tournai de manière à atteindre la pierre à travers la paroi du bassinet et non à travers la substance rénale. Cette partie de l'opération fut obtenue en poussant une sonde mousse de dedans en dehors, jusqu'à soulever la peau de la région lombaire, puis en coupant sur sa pointe de dehors en dedans et élargissant l'ouverture avec un bistouri boutonné. J'introduisis alors la sonde de dehors en dedans jusqu'à ce que sa pointe pressât sur le bassinet, puis j'incisai le bassinet par derrière en me guidant sur elle, et je retirai la pierre avec l'aide d'une pince à taille.

Drainage de la plaie lombaire, nettoyage du péritoine et sutures de soie sur l'incision abdominale.

Pansement séparé pour l'incision abdominale et la petite plaie lombaire, ce dernier étant arrangé de manière à se changer facilement.

L'opération dura une heure, elle remplit absolument mes prévisions pour ce qui est de la sécurité et de l'utilité.

Pouls et température normaux deux jours après l'opération.

L'opération n'a pas été complètement ce qu'elle devait être, en ce sens que par manque d'expérience de semblables opérations, je n'ai pu être certain de la présence du calcul qu'après avoir ouvert le péritoine en avant du rein.

Quelques semaines après sa sortie de l'hôpital, la malade fait un certain trajet à pied pour aller à l'église ; elle est prise d'hématurie grave et de douleurs vives dans le rein gauche et le dos, j'en conclus qu'elle avait aussi un calcul de ce coté.

Je me décidai à faire une nouvelle incision exploratrice pour explorer le rein gauche et constater l'état du rein du côté opéré.

Nouvelle opération le 25 mars 1888. — Incision de Langenbuch sur le côté gauche, ne laissant sentir aucune pierre ; on passe la main du coté opposé de l'abdomen et on trouve le rein droit aussi mobile et aisé à examiner que si aucune opération n'avait été pratiquée sur lui, et immédiatement on reconnaît la présence d'une pierre dans le bassinet.

Je finis alors l'opération comme j'avais, la première fois, résolu de le faire.

Fixant le rein avec une main dans le péritoine, je fis une incision sur lui par la voie lombaire avec un long bistouri à lame étroite et j'arrivai ainsi sur la pierre sans ouvrir le péritoine à travers la substance du rein.

La pierre était ronde et glissait si facilement de côté et d'autre que son extraction faite enfin avec une curette à lithotomie fut très difficile.

Comme il était évident que j'avais méconnu cette pierre en extrayant la première, je fis un examen très soigneux, et en maniant ainsi le rein à travers le péritoine, je découvris rapidement une autre pierre très élevée dans un des calices.

L'extraction en fut très difficile, mais facilitée par la possibilité d'aider, en saisissant le rein à travers le péritoine, l'action de la pince qui alla chercher le calcul dans le calice et l'entraîna dans le bassinet et de là dehors.

Je crois qu'il aurait été impossible de trouver cette pierre et de l'extraire par une simple incision lombaire, sans possibilité de fixer le rein.

Dans ce cas particulier, ce n'est qu'une petite partie du bénéfice retiré de l'incision abdominale, car si je ne l'avais pas employée, j'aurais taillé le rein gauche par la voie lombaire, fait ainsi une plaie inutile dans un rein sain et manqué les deux pierres du rein droit.

Je crois que ces calculs étaient formés dans les calices au moment de la première opération, et empêchés de descendre dans le bassinet par le premier, qui était en partie moulé sur cette cavité.

Shock violent après l'opération, et anurie passagère de quelques heures ; les reins avaient été palpés bien plus librement que la première fois. Réunion ; mais tandis qu'après la première opération la réunion avait été absolue, ici il resta une fistule urinaire lombaire.

La malade resta trente jours à l'hôpital après la première opération, et soixante-dix-huit après la seconde, ce long séjour fut simplement dû à la lenteur de la cicatrisation de la plaie rénale dans le deuxième cas.

La malade urine encore du pus quand elle quitte l'hôpital, mais cela s'est rencontré chez plusieurs opérées de Thornton qui ont guéri complètement ensuite.

Observation LXXI

Incision extra-péritonéale sans résultat. — Incision antérieure et exploration intra-péritonéale. Extirpation du rein par voie lombaire — Howard Marsh. Clinic Society. *Lancet*, 28 janvier 1887.

Femme de 25 ans, sans enfants, entre à Saint-Bartholomews le 29 juin 1886, avec signes nets de pierre dans le rein gauche, douleur constante, exacerbations violentes, miction fréquente, pus et sang dans les urines. Comme le repos n'amène aucune amélioration et que le traitement médical est sans succès, exploration du rein.

On fait incision de Willett que l'on avait trouvée plusieurs fois avantageuse.

Verticale, à mi-chemin entre la ligne médiane antérieure et les apophyses épineuses, on sectionne toute la paroi jusqu'au péritoine.

Le rein ne put être trouvé nulle part, malgré une recherche attentive.

Plus tard, on ouvrit l'abdomen sur la ligne médiane et on introduisit la main. Le rein fut facilement trouvé mobile et atrophié, on ne sentait aucune pierre.

On fait alors l'extirpation du rein par l'incision lombaire ordinaire. Guérison lente et difficile.

En ouvrant le rein après l'avoir enlevé, on trouva deux petits calculs dans un des calices.

OBSERVATION LXXII

Échec d'acupuncture pour découvrir des calculs dans un rein hydronéphrosé- TILLMANS. Soc. médicale de Leipsig, 26 avril. *Schmidt's Jahrbuch,* 1887.

Femme de 35 ans, pyonéphrose droite, incision de Langenbuch. On essaye d'extirper le rein, impossible à cause d'adhérences au foie, au rachis, à l'intestin. On recherche alors avec une aiguille et on ne trouve aucun calcul. Mort.

A l'autopsie on trouve le rein rempli de petits calculs.

OBSERVATION LXXIII

Pyélonéphrite suppurée droite. — Ponction et incision abdominale exploratrices. — Néphrectomie. — Guérison. — LUCAS CHAMPIONNIÈRE, *in thèse* BRODEUR.

Louise Vigne, femme Fontbonne, 40 ans, cuisinière, entre le 24 avril 1885, salle Richard Wallace, n° 17, hôpital Tenon, dans le service de M. Championnière.

Cette femme avait à plusieurs reprises présenté des accidents très douloureux du côté du ventre, accompagnés chaque fois de vomissements, mais sans émission de pus, de sang ou de calcul par la vessie.

Depuis quelque temps la malade remarquait dans son flanc droit une tuméfaction toujours un peu sensible à la pression, mais devenant plus douloureuse au moment des crises.

C'est à la suite d'une de ces crises que la malade entre à l'hôpital.

A l'examen, pratiqué le 25 avril 1885, on note dans le flanc droit, un peu au-dessous de la région hépatique, une tumeur empâtée, très mal limitée, remplissant tout le flanc, un peu mobilisable et très douloureuse.

Il est assez difficile, au premier abord, de déterminer d'une manière précise le lieu d'origine de cette tumeur. Toutefois, le siège un peu bas dans l'hypocondre, l'immobilité de la masse même pendant les plus grands mouvements respiratoires, éloignent l'idée d'une tumeur du foie.

Cette tumeur ne paraît pouvoir appartenir qu'au rein lui-même ou au tissu cellulaire périphérique; l'absence de tout accident, de toute modification du côté des urines, semble devoir détourner de l'hypothèse de néphrite calculeuse et purulente.

Le soir du 25 avril, vomissements, douleurs vives dans le flanc droit, élévation de température ; on applique des pointes de feu qui paraissent soulager la malade. A partir du 26 avril, la température s'élève le soir et la courbe thermique est celle d'une suppuration profonde.

En présence de cet empâtement diffus, mollasse en certains points, sans émission de pus avec les urines, le diagnostic peut se faire plutôt en faveur d'un abcès périnéphrétique ; une ponction faite le 16 mai amène 800 grammes de pus. L'amendement produit par cet intervention est passager, et le 25 mai M. Championnière décide de pratiquer une incision située un peu plus en avant que celles destinées à ouvrir les collections périnéphrétiques ; s'il s'agit seulement d'un abcès périnéphrétique, on l'ouvrira facilement par cette voie ; s'il s'agit d'une suppuration intra-rénale, cet organe sera découvert et facilement reconnu.

Le 21 mai, après cloroformisation, incision en avant du bord externe du muscle carré des lombes, sur la partie antéro-latérale droite de l'abdomen. Le péritoine est sectionné et la face antérieure du rein droit découverte ; elle a sa coloration à peu près normale et les tissus ambiants sont sains. Mais la surface du rein fait une saillie notable en avant et, en l'explorant avec la main, il est très facile de reconnaître que le rein est très volumineux.

Il est bien évident, après cette exploration, qu'il s'agit d'une collection purulente intra-rénale ; il n'y aura plus qu'à laisser guérir la plaie d'exploration et à entreprendre une opération curative. Pansement avec poudre antiseptique et ouate de bois ; tube à drainage, trois points de suture.

Le 22 mai, lendemain de cette incision exploratrice, la malade rend, pour la première fois, une assez grande quantité de pus avec ses urines dont on recueille 500 grammes.

Le 23, 500 grammes d'urine purulente, 37°, 2 le matin, 37°, 4 le soir.

Le 24, 1100 grammes d'urine purulente, 37° matin et soir.

Le 25, premier pansement ; réunion parfaite, sauf au niveau du tube qui est retiré ; les points de suture sont coupés, ils étaient peu rapprochés.

Le 25, 500 grammes d'urine moins purulente que la veille. Température normale.

Le 28, 1500 grammes d'urine fort peu mélangée de pus.

Du 29 au 1er juin, il y a 1000 à 1200 grammes d'urine par jour, avec une quantité de pus qui redevient notable.

Le 1er juin, deuxième pansement, cicatrisation complète. 1200 grammes d'urine purulente.

Depuis ce jour, les urines diminuent de quantité et, les 11 et 12 juin, ce n'est plus que 700, 500 grammes d'urine qu'évacue la malade : urine toujours purulente (100 grammes et 250 grammes de pus pour 500 et 700 grammes d'urine).

La température qui avait baissé depuis la ponction (16 mai) et qui était devenue normale après l'incision (apparition de pus dans les urines), dépasse de nouveau 38° à partir du 5 juin. Il devient évident que la marche progressive de la pyélonéphrite menace les jours de la malade. Celle-ci présente du reste une certaine vigueur, et la néphrectomie se présente comme la meilleure opération à pratiquer pour débarrasser la malade d'un foyer purulent et putride et pour faire disparaître toute chance de contamination rétrograde du rein gauche.

Néphrectomie le 13 juin 1885.

Le rein est converti en une coque à loges multiples, séparées par des cloisons dont les saillies convergent vers le bassinet.

La malade sort le 6 août, guérie ; elle a été revue plusieurs fois depuis et est dans un état satisfaisant.

C. — MÉTHODE LATÉRALE

Quelques chirurgiens ont cherché à réunir les avantages des deux incisions lombaire et abdominale, et pour cela ont fait une incision latérale permettant d'examiner le rein en ouvrant ou non le péritoine à volonté. Cette méthode a été employée par Lucas Championnière, Bruce Clarke et Kœnig. Bruce Clarke (1) fait une incision semi-lunaire, à concavité tournée en arrière, commençant au sommet de la dixième ou de la onzième côte, et descendant jusqu'à la crête iliaque (2).

On coupe les différentes couches successivement, jusqu'à ce qu'on arrive sur le fascia transversalis, mais on évite de l'inciser, car à cause de son adhérence avec le péritoine, il serait très difficile de séparer l'un de l'autre et d'arriver jusqu'au rein sans intéresser la séreuse. Il est donc à la fois plus facile et plus sûr de repousser le péritoine et le fascia transversalis ensemble.

« La seule difficulté de ce procédé, dit Bruce Clarke, se présente lorsqu'on atteint la partie postérieure de l'abdomen. Si l'opérateur n'est pas très soigneux, il peut suivre le fascia derrière le carré des lombes, au lieu de passer en avant de ce muscle, ou encore écarter le rein avec le fascia et arriver sur la colonne vertébrale sans avoir senti le rein. Lorsque le rein est très volumineux, il est habituellement découvert aussitôt que les muscles abdominaux sont incisés, car il a, en augmentant graduellement de volume, séparé le péritoine des parois de l'abdomen, laissant le fascia transversalis en rapport immédiat avec les muscles. »

Lucas Championnière prend une voie analogue, mais son incision est oblique, et commence en arrière assez loin pour venir

(1) Bruce Clarke. *Diagnostic and treatment of Disease of the Kidney*, p. 144.

(2) Nous ne parlons pas des chirurgiens comme Badenheuer et Czerny qui ont recommandé cette voie pour l'extirpation du rein et non pour l'explorer.

gagner le flanc. Dans la seule observation de lui que nous ayons trouvée, il a ouvert immédiatement le péritoine et fait une exploration intra-abdominale. (Voir plus haut, p. 155, l'observation LXXII.)

Enfin nous terminerons l'étude du manuel opératoire de l'incision latérale, par un court exposé de la méthode de Kœnig telle que la rapporte Heydenreich (1).

Kœnig fait une incision partant de la douzième côte, et descendant verticalement le long du bord externe de la masse sacro-lombaire; à quelques centimètres au-dessus de la crête iliaque, l'incision s'incurve et se dirige vers l'ombilic, elle se prolonge jusqu'au bord externe du grand droit.

On incise alors couche par couche toute l'épaisseur de la paroi, jusqu'au péritoine, mettant des anses de fils sur les muscles à mesure qu'on les coupe, de manière à les retrouver facilement, car Kœnig attache une grande importance à la suture en étages.

Il commence par décoller le péritoine jusqu'au rein. C'est l'incision *lombaire rétro-péritonéale*, avec décollement du péritoine.

Si cela suffit, on s'en tient là, mais ce qui fait l'intérêt de ce procédé, au point de vue de l'exploration, c'est qu'on peut transformer cette incision en *rétro-intra-péritonéale* en ouvrant le péritoine au niveau de la partie antérieure de l'incision, si on veut pour le diagnostic faire le palper intra-abdominal.

Si l'exploration ainsi faite donne à penser que l'on va trouver dans le rein un foyer de pyélonéphrite ou toute autre cause d'infection, on suture la plaie péritonéale avant d'inciser le rein, pour empêcher les produits septiques de pénétrer dans la séreuse.

Deux fois, ce procédé a permis à Kœnig de faire un diagnostic précis, et l'a empêché d'entamer une néphrectomie qui, pense-t-il, aurait été impraticable.

Ses deux malades ont guéri de l'opération; et s'ils ont gardé une fistule, cela est naturel, étant donné le mauvais état du rein dans les deux cas, et ne doit pas être imputé à mal à la méthode.

____

(1) HEYDENREICH. *Sem. médic.* 9 mars 8 .

Observation LXXIV

Pyélonéphrite volumineuse. — Incision latérale. — Exploration extra et intra-péritonéale à la fois. — Néphrectomie. — Guérison. — Kœnig. — Heiden-reich. Sem. méd., 9 mars 1887.

Femme de 5o ans, ayant une énorme tumeur abdominale à gauche. Urine purulente, riche en albumine et en cholestérine. On pensait à l'existence probable de pyélonéphrite sans rejeter absolument l'hypothèsc d'une tumeur maligne.

Kœnig pratiqua l'incision lombaire rétropéritonéale, ouvrit largement la poche et donna issu à un liquide jaunâtre contenant beaucoup de choles-térine.

En introduisant le doigt dans la cavité, il y trouva un calcul mobile du volume d'une fève.

Mais une autre tumeur du volume du poing siégeait au voisinage de la première poche, près de la colonne vertébrale, et cette tumeur qui donnait la sensation du rein offrait pourtant des parties dures.

Gêné dans ses explorations et dans ses manœuvres, Kœning ouvrit le péri-toine : dès lors il sentit facilement dans le rein de gros calculs ramifiés, et il les extirpa du bassinet et des calices en introduisant une main dans la cavité abdominale, et en repoussant ainsi les calculs au-devant de quelques doigts de l'autre main qu'il introduit dans la première poche.

La poche rénale est fixée à la plaie, à la limite des portions verticale et horizontale, la plaie est suturée dans le reste de l'étendue.

Guérison sans accident. État général s'améliore, cicatrice solide, mais encore fistule quatre semaines après l'opération.

Observation LXXV

Pyélonéphrite développée. — Incision rétro-intra-péritonéale. — Kœnig. — Heydenreich. — Sem. méd., 9 mars 1887.

Homme de 3o ans. Catarrhe vésical consécutif à blennorrhagie. Affection manifestement compliquée de néphrite du coté droit. Le malade ressent de vives douleurs, frissons, urines purulentes et fétides ; finalement, dans la région lombaire droite, tumeur de la grosseur des deux poings. Le malade s'affaiblissait rapidement.

Kœnig fait l'incision rétro-péritonéale, opération rendue difficile par l'in-duration étendue des tissus cellulaires sous-péritonéaux.

Le péritoine est ouvert comme dans le cas précédent, et l'on constate que le rein est solidement fixé en place par des tissus indurés et n'aurait pu être extrait sans grand danger.

Kœnig fixe solidement le bassinet dans la plaie, après avoir suturé le péri-toine ; puis il incise et draine le bassinet d'où s'écoule un liquide putride.

L'opération dura trois heures.

Le malade fut très éprouvé, mais se releva.

Trois semaines après l'opération, guérison presque complète, urines claires, plaie cicatrisée, sauf en un point qui restait fistuleux.

Pour nous rendre compte de la valeur des différentes voies d'exploration, nous avons fait, tant avec notre maître M. Guyon que seul, une trentaine d'incisions sur le cadavre.

Nous ne reproduirons pas ici les notes de tous ces essais ; une série d'expériences de ce genre n'aurait qu'un intérêt médiocre, puisque le manuel opératoire de l'exploration est actuellement bien réglé par les opérations faites sur le vivant et que nous avons pu le décrire d'après des observations cliniques.

Cependant quelques-unes des constatations que nous avons faites ont une certaine valeur, car nous avons rencontré des reins malades et nous avons pu nous rendre compte du meilleur moyen de les explorer.

C'est ainsi que dans un cas de néphrite infectieuse où les deux reins étaient très volumineux, nous avons pu reconnaître exactement les dimensions et la forme du rein, au moyen du ballottement, et constater ensuite par l'incision l'exactitude de notre appréciation.

Par contre, sur deux sujets chez lesquels le rein était diminué de volume, nous avons fait l'exploration manuelle avec soin, sans en tirer aucun renseignement, l'exploration par la voie abdominale ne nous donna que des sensations vagues, et ce n'est que par l'incison lombaire et la palpation directe, que nous sommes arrivé à une idée précise du volume et de l'état du rein.

Nous allons donc terminer ce chapitre de manuel opératoire en décrivant quelques-unes de ces expériences qui montreront comment nous nous sommes fait une idée personnelle avant de conclure.

SUJET N°I

Augmentation de volume du rein appréciée facilement par le ballottement. — Constatation par l'incision.

Homme de 5o ans, paroi abdominale assez souple.

Palpation à gauche, sensation de plénitude dans l'hypocondre en poussant les doigts sous les côtes. En provoquant, le ballottement on sent le rein qui paraît simplement un peu augmenté de volume.

A droite, on sent par la palpation une tumeur remplissant l'hypocondre ; par la percussion sa matité fait suite à celle du foie. Le ballottement est très net ; on apprécie, par ce moyen, en dessinant sur la peau les limites où on le

Situation des incisions verticale, oblique, et latérale, par rapport
aux muscles, au rein et au côlon

L'incision verticale de Simon descend parallèlement à la crête épineuse à 7 cent.
cette crête, elle passe donc en dedans du bord externe du sacro-lombaire, et
parallèlement à lui ; on voit qu'elle ouvrirait la gaine de ce muscle, et tomberait
sur la face postérieure du carré, qu'il faut traverser ou désinsérer.

Son extrémité supérieure quoique limitée par le ligament lombo-costal arriverait
nettement sur la face postérieure du rein. Le côlon, comme on peut le constater
sur la figure ci-jointe, reste en dehors de l'incision.

L'incision oblique, parallèle à la dernière côte et à 2 cent. au-dessous d'elle,
commence au bord externe de la masse sacro-lombaire, donc à 7 cent. 1/2 de la ligne
médiane, elle découvre donc le rein moins directement que la précédente et passe
directement derrière le côlon ; mais on voit qu'elle n'est pas limitée comme la précédente et qu'elle a le champ libre pour se porter en bas et en dehors et donner
un jour suffisant.

L'incision latérale (Bruce Clarcke, Czerny), descendant verticalement ou obliquement en partant de l'extrémité de la douzième côte, arrive directement sur le côlon,
on peut alors décoller le péritoine en allant vers le rein, si on veut faire une
opération extra-péritonéale, ou laisser le péritoine en avant du côlon si on veut
opérer le rein par la voie abdominale. Si le rein est très augmenté de volume,
côlon et le péritoine seront repoussés en avant et le rein se présentera immédiatement dans l'incision.

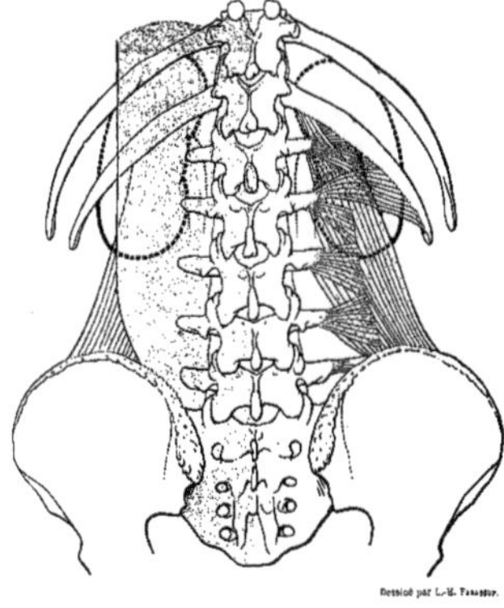

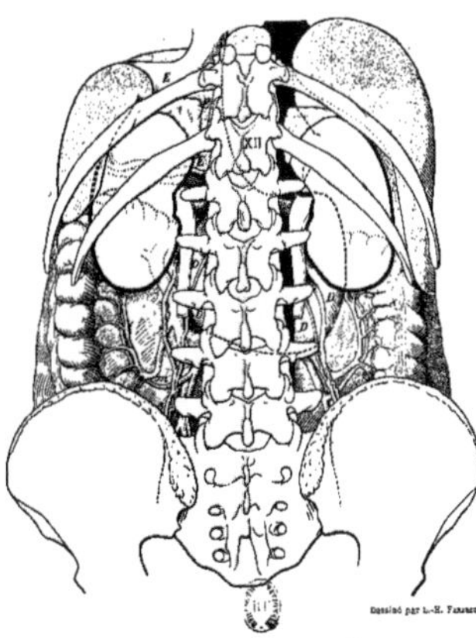

Situation des incisions verticale et oblique par rapport au cul-de-sac pleural

Quand la côte est longue, les deux incisions peuvent remonter jusqu'au contact de la côte, car à 7 cent. de la ligne médiane, la plèvre est au-dessus de la douzième côte. Cependant l'incision oblique commençant à 2 cent. au-dessous de la côte est encore plus sûre que la verticale.

Quand la douzième côte est courte, en admettant qu'elle soit méconnue et qu'on se guide sur la onzième, l'incision verticale ouvrira presque sûrement le cul-de-sac, ce qui est arrivé à Dumreicher (cité par Kull); l'incision oblique au contraire ménage la plèvre même dans ce cas, car, au bord extrême de la masse sacro-lombaire, la plèvre n'est pas à 2 cent. du bord inférieur de la onzième côte.

On remarquera aussi qu'il est toujours possible de désinsérer le faisceau du ligament lumbo-costal qui va à la deuxième apophyse transverse sans grand danger, tandis qu'en désinsérant ce ligament de la côte, on a des chances de léser la séreuse, surtout si la douzième côte est courte.

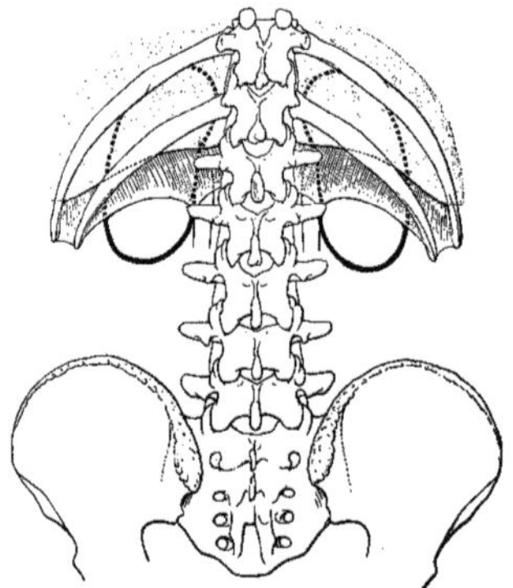

Dessiné par L.-H. Farabeuf.

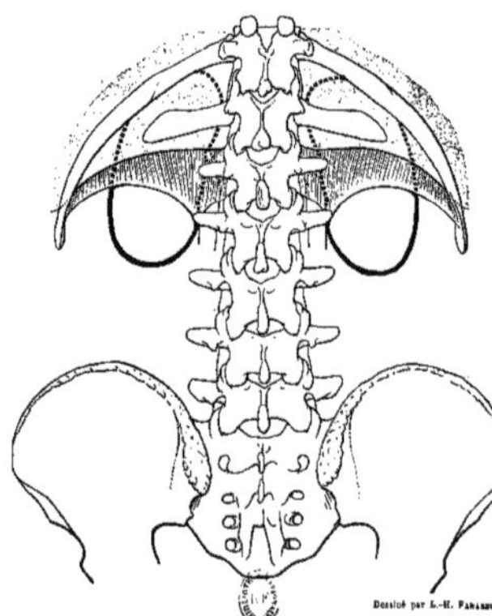

Dessiné par L.-H. Farabeuf.

perçoit, que ce rein doit avoir vingt à vingt-deux centimètres de haut sur dix à douze de large en admettant qu'un tiers est caché par le foie.

On ne trouve la sonoriété du côlon en avant du rein ni d'un côté ni de l'autre.

Incision abdominale. — Sur la ligne médiane, douze centimètres de long. Du côté gauche, on sent le rein présentant sa consistance normale, quoique légèrement bosselé; il n'est pas abaissé, quoique au moins doublé de volume, il est presque entièrement sous-costal. Le côlon est repoussé en bas et en dehors, il n'est pas adhérent au rein.

Du côté droit, on sent une masse tendue, lisse, immédiatement appliquée sous le foie, elle est constituée par le rein très augmenté de volume, mais ayant conservé en grande partie sa forme, le côlon repoussé en avant est adhérent à la tumeur, le bassinet ne semble pas altéré; pas de fluctuation.

Examen direct par incision postérieure. Côté gauche. — Incision verticale à huit centimètres de la ligne médiane, les doigts n'atteignent que difficilement le rein dont on ne sent que l'extrémité inférieure dans le haut de l'incision, on ne pourrait apprécier ni son volume ni sa consistance.

Incision oblique externe (Morris). — Cette incision permet l'introduction de la main tout entière, on peut ainsi se rendre compte de la consistance et aller palper le hile entre deux doigts, quoique le rein soit très haut; on sent le côlon en bas et en dehors.

Côté droit. — Incision verticale à huit centimètres mène sur la face postérieure de la tumeur, mais on ne pourrait se rendre compte de ses dimensions ni de ses rapports. Par l'incision oblique externe prolongée dans le flanc, on introduit toute la main et on apprécie ainsi très bien les dimensions du rein, sa consistance molle très différente de celle que l'on sentait à travers le péritoine, on arrive facilement sur le hile, le bassinet et l'uretère semblent sains, la tumeur a gardé la forme générale du rein; en grattant avec l'ongle la surface du rein, on ouvre plusieurs petites cavités abcédées. La plèvre, dont le trajet est examinée ensuite, n'est pas repoussée en haut et suit son trajet normal des deux côtés.

(On retire les reins et on les examine, ils sont pleins de petits abcès de néphrite infectieuse, le rein droit a vingt-trois centimètres de long sur treize de large.)

SUJET N° 2

Diminution de volume bien reconnue seulement par incision lombaire. — Petite augmentation de volume reconnue par ballottement.

Homme maigre, 40 ans.

Palpation et percussion soignées ne font constater aucune différence entre les deux régions rénales. Ballottement net du côté droit. Douzième côte courte, difficile à sentir.

Côté droit. — Incision oblique externe, on trouve le rein à sa place normale, ligament lombo-costal très développé, le rein le déborde en bas de quatre centimètres. Par la palpation on trouve ce rein notablement hypertrophié.

Côté gauche. Incision à sept centimètres, on arrive sur le côlon, assez sail•

lant dans le bas de la plaie, on constate nettement qu'il n'y a rien à la place normale du rein, on sent en dehors la rate, en haut la concavité du diaphragme, les doigts palpent la face interne des deux dernières côtes sans rien trouver. Cependant en déchirant l'atmosphère celluleuse on découvre en dedans de l'incision, au-dessous de la dernière côte, une petite tumeur légèrement lobulée que l'on décortique facilement; c'est le rein atrophié, gros comme une pomme d'api, on sent le pédicule et le bassinet dilaté, oblitéré un peu au-dessous du rein; on ne peut sentir l'uretère.

L'incision oblique externe se trouve très en dehors de la petite tumeur; on arrive pourtant à la sentir, mais on ne peut la tirer dans la plaie qui est remplie par le côlon dilaté.

Par la palpation intra-abdominale faite avant de décortiquer le rein, on ne le sentait que très vaguement sans pouvoir apprécier ses dimensions.

Ce rein extirpé est rempli par une masse caséeuse, c'est un rein tuberculeux atrophié, le rein du côté opposé est sain.

Sujet n⁰ 3

Diminution de volume, presque absence, reconnue seulement par incision lombaire.

Vieillard, 70 ans, maigre.

Percussion ne fait connaître aucune différence d'un côté à l'autre; on ne sent le rein ni à droite ni à gauche par palpation; par le ballotement on sent l'extrémité inférieure du rein gauche.

Exploration abdominale, incision sur la ligne médiane, on reconnaît facilement le rein gauche qui paraît un peu volumineux mais de consistance normale, il est tout entier inscrit dans l'angle du côlon.

Du côté droit côlon ascendant très météorisé masque la région rénale, en suivant la face inférieure du foie on arrive sur la loge rénale qu'on trouve vide. Derrière l'angle du côlon on sent une petite tumeur aplatie paraissant lisse et dure, occupant la partie inférieure du siège ordinaire du rein, le côlon ascendant n'a pas de méso, on ne peut arriver à palper directement la tumeur.

Côté gauche, *incision oblique externe*, le côlon fait immédiatement hernie dans l'incision, on est forcé de cesser la pression sur la paroi antérieure de l'abdomen pour le laisser retomber en avant et permettre d'atteindre le rein. Le bord externe du rein et son extrémité inférieure paraissent dans l'incision, il déborde la douzième côte de trois travers de doigt, mais il est masqué par un ligament lombo-costal très fort. Le rein est augmenté de volume, il a sa consistance normale.

Incision verticale à sept centimètres. Le rein se présente immédiatement devant l'incision, on sent facilement son hile, on contourne son bord externe, on sent le bord postérieur de la rate. L'uretère est facilement attiré dans l'incision après avoir déchiré le tissu adipeux qui l'entoure et l'avoir accroché avec l'index.

Côté droit, *incision latérale*, partant de la pointe de la douzième côte pour la prolonger en dehors. Douzième côte très arquée, ligament lumbo-costal très puissant remplit toute la concavité, vient des trois premières apophyses transverses lombaires, l'extrémité de la côte est à dix centimètres de la ligne médiane. Le côlon remplit la plaie du haut en bas, on sent la face postérieure du foie mais pas le rein. La main glissée en dedans sent devant le ligament cintré et la dernière côte une petite tumeur irrégulière et dure du volume d'une noix, difficile à différencier de l'intestin, dans la cavité duquel elle semble contenue.

Incision verticale à sept centimètres. Le côlon remplit encore la plaie, on reconnaît la loge rénale vide, mais on sent immédiatement au-dessus de l'extrémité supérieure de l'incision la petite tumeur qui est facilement attirée et décortiquée. Son pédicule est formé par les vaisseaux atrophiés, plus d'uretère.

C'est un petit rein kystique, les parois des kystes infiltrées de colestérine donnaient la sensation de dureté dont nous avons parlé, et qui nous avait fait croire que c'était un rein atrophié sur un calcul.

Sujet n° 4

Périnéphrite suppurée simulant pyonéphrose reconnue seulement par incision lombaire. — Exploration intra-abdominale ne permettant pas diagnostic.

Femme, 5o ans.

Palpation indique la présence d'une tumeur volumineuse dans l'hypocondre droit, pas de ballotement.

Incision abdominale du côté gauche ; on sent difficilement le rein entouré d'un tissu cellulaire très épaissi. Du côté droit, on sent une tumeur fluctuante ayant repoussé le côlon en avant, remontant très haut derrière le foie, empiétant en bas sur la crête iliaque ; absolument la sensation et la forme d'une pyonéphrose adhérente aux organes voisins.

Exploration lombaire ; incision parallèle à la douzième côte, côlon paraît dans la plaie ; le rein est petit, mou, complètement caché derrière les côtes, on ne le sent qu'en ramenant les doigts vers la face antérieure des côtes, il est abaissé avec beaucoup de peine, car il est très adhérent au tissu cellulaire épaissi qui l'entoure surtout par son extrémité supérieure. A la palpation on sent une sorte d'induration dans le bassinet ; on incise le rein sur son bord externe, sur trois centimètres de long, son parenchyme est très atrophié, on tombe immédiatement dans les calices dilatés, le doigt palpant l'intérieur du bassinet sent une sorte de plaque phosphatique qui revêt une partie de sa face antérieure ; le bassinet et la partie supérieure de l'uretère sont dilatés. Une sonde introduite dans l'uretère le parcourt sans difficulté jusqu'à quinze centimètres, mais le bassinet est très mince et se déchirerait facilement si l'on n'y prenait garde.

Côté droit. Par l'incision oblique externe on arrive sur l'atmosphère cellulo-graisseuse très épaissie, on incise une sorte de coque lardacée et on tombe dans une vaste cavité purulente cloisonnée qui, au premier abord, paraît être l'intérieur du rein ; mais en introduisant le doigt dans la poche on sent le rein dans sa paroi antérieure, faisant saillie dans sa cavité et donnant une sensation rugueuse à cause des ulcérations de sa surface.

C'était donc une poche de périnéphrite, elle adhère complètement à tous les tissus environnants, le rein incisé montre une pyélonéphrite avancée, avec grande dilatation du bassinet.

SUJET N° 5

Palpation par voie abdominale. — Par incision lombaire verticale. — Par incision oblique. — Reins normaux.

Homme, 60 ans, maigre, pas de ballonnement.

Incision antérieure, douze centimètres ; ombilic à la partie moyenne.

Côté gauche ; arrivée facile sur le rein en suivant la paroi, côlon distendu par des matières, facile à sentir ; rein directement en dedans de lui, au-dessous de l'angle.

Côté droit plus difficile que le gauche ; pourtant en suivant la paroi de l'abdomen on arrive sur le côlon ascendant, dans son angle on trouve l'extrémité inférieure du rein, on ne peut passer facilement au-dessus, il faut suivre avec le dos de la main la face inférieure du foie, on arrive alors directement sur la face antérieure du rein, à son extrémité supérieure.

Incision postérieure côté droit ; incision verticale à sept centimètres ; on arrive sur l'extrémité inférieure du rein qui dépasse de deux travers de doigt le bord inférieur du ligament lombo-dorsal ; on palpe sa face postérieure, son bord externe et son hile, mais il est très difficile d'arriver sur son extrémité supérieure ; le côlon n'apparaît pas dans la plaie.

Côté gauche. Incision oblique. Le bord externe du rein paraît dans la partie supérieure de l'incision, le côlon fait saillie dans la partie inférieure, on arrive facilement à introduire les doigts assez profondément pour palper le rein dans toute son étendue. D'un côté comme de l'autre on a pu saisir l'uretère et l'attirer dans la plaie en dissociant légèrement le tissu cellulo-graisseux. Dans l'incision verticale il a été très utile de faire repousser le rein en arrière, dans l'incision oblique cela a l'inconvénient de faire saillir le côlon dans la plaie.

SUJET N° 6

Exploration intra-abdominale très difficile. — Meilleure position pour explorer par la voie lombaire.

Homme, 60 ans, sujet gras, ventre distendu, intestin ballonné.

Exploration abdominale ; incision de treize centimètres au-dessus de l'ombilic, hernie de l'intestin par la plaie, l'épiploon gêne beaucoup l'introduction de la main en coiffant les doigts ; à gauche, en suivant la paroi, on arrive bien sur le côlon descendant, mais après l'avoir franchi on est gêné par les anses de l'intestin grêle, on ne sent le rein que médiatement, à travers un péritoine doublé d'une forte couche graisseuse ; on reconnaît pourtant qu'il semble normal, cette recherche est pénible et pourrait causer des traumatismes sur le vivant.

Une main placée en arrière dans le triangle costo-vertébral aide beaucoup l'action de la main placée dans le ventre, en lui soulevant le rein, etc., permettant ainsi une sorte de palpation bi-manuelle.

A droite, le côlon transverse adhère au foie, c'est donc à travers lui qu'on arrive au rein en suivant la face inférieure du foie, l'épiploon tendu et adhérent empêche de pénétrer sous l'angle des côlons ascendant et transverse.

Incision postérieure ; incision verticale à sept centimètres de la ligne médiane, passe dans la gaine du sacro-lombaire, découvre le bord externe du carré, incise l'aponévrose.

Côté gauche ; sujet sur le ventre, côlon en bas de la plaie, très saillant, rein en haut, tout à fait sous les côtes, extrémité inférieure entourée de graisse fait seule saillie. On l'isole et on l'attire tout entier dans la plaie sans grand délabrement, le hile est facile à sentir, l'uretère est saisi du premier coup par le doigt passant sur le psoas.

Côté droit ; sujet sur le côté gauche, billot sous le flanc de ce côté. On refoule le rein en arrière avec le poing mis dans l'hypocondre et poussant sous les fausses côtes ; quand on fait l'incision verticale c'est la bonne position et pour le chloroforme et pour maintenir le rein. Le rein est très abordable, on découvre sa moitié inférieure rien qu'en écartant l'enveloppe graisseuse, on l'attire facilement en bas, le côlon ne fait pas saillie dans la plaie.

IV. — Valeur relative des deux voies d'exploration directe

Connaissant maintenant les indications à remplir et le manuel opératoire des deux méthodes d'exploration, qui toutes deux ont pour partisans des chirurgiens de valeur, nous allons chercher à reconnaître quelle est celle des deux qui donne à la fois le plus de sécurité et le plus de certitude pour l'examen du rein.

Lorsque la discussion s'éleva sur ce sujet au Congrès de Copenhague (1) et à la Société clinique de Londres (2), les chirurgiens gynécologistes commencèrent par poser en principe l'innocuité absolue des incisions sur le péritoine.

Knowsley-Thornton déclara qu'il avait incisé le péritoine plus souvent que n'importe quel autre organe du corps humain, et n'avait aucune crainte de passer par cette voie.

Morris en lui répondant donna la note juste, et dit que si le péritoine ne l'effrayait pas, il avait cependant un grand respect pour lui, et ne l'ouvrirait pas, sans de sérieuses raisons, si une autre voie se présentait aussi praticable.

Il est difficile de juger de la gravité de l'exploration du rein par l'abdomen; les faits sont encore trop rares. Knowsley-Thornton, Howard Marsh, Martin, Championnière ont eu des succès après leurs tentatives, et il est évident que cet examen ne présente pas plus de dangers qu'une laparotomie exploratrice ordinaire si l'on se borne à palper le rein.

Mais comme nous l'avons vu, ce n'est là qu'une partie de l'examen et cette palpation extérieure est loin de suffire; souvent il faut faire des ponctions ou des incisions sur le rein pour se rendre compte de son état; et dans ce cas l'examen des statistiques de néphrotomies faites dans un but curatif, qui seul peut nous permettre de juger, car il n'existe pas de néphrotomie exploratrice par la

(1) *Brit. med. j.* 1884, II, p. 425.
(2) *Lancet*, I, 1887, p. 370.

voie abdominale, indique une gravité bien plus grande pour cette voie.

Newman (1) qui donne, croyons-nous, les statistiques les plus complètes, indique 24 % de mort dans les néphrotomies lombaires, 66.6 % dans les néphrotomies abdominales, pour suppurations du rein non calculeuses.

Pour les néphrolithotomies dans les cas de calculs ayant entraîné la suppuration, il trouve 83 % pour la voie abdominale, 39.6 % pour la voie lombaire. Il y a donc une grande différence de gravité dans ces deux cas.

Nous n'avons réuni que trois incisions abdominales et que six cas où on ait ouvert le péritoine. Nous ne pouvons donc nous faire une idée exacte de la gravité de l'intervention par cette voie quand le rein n'est pas suppuré. Par contre, les statistiques de Newman et de Belfield, reproduites dans le chapitre précédent, viennent donner la certitude de l'innocuité de l'incision lombaire faite de bonne heure. Les quelques complications qui peuvent se produire dans ce cas ne mettent pas immédiatement les jours du malade en danger, comme le fait la péritonite survenant à la moindre faute d'antisepsie quand on opère par la voie transpéritonéale.

D'après Morris, l'hémorragie ne devient que rarement inquiétante après l'incision du rein ; il faut, pour que cela se produise, que l'on tombe sur un rein anormal, ou que l'on rencontre une de ces grosses veines accessoires sur lesquelles Lejars a appelé l'attention ; et dans ce cas, il semble que l'on pourra en général se rendre maître de l'hémorragie soit en pinçant le vaisseau, soit par le tamponnement, après avoir fermé la plaie rénale. Cependant, nous avons cité une opération de Mayo Robson, où ce chirurgien avait dû faire la néphrectomie pour parer à une hémorragie menaçante pour la vie du malade.

L'incision du rein peut entraîner la suppuration, alors que l'organe était simplement congestionné par la présence du calcul. Cet accident qui peut se produire, que l'on attaque le rein par une voie ou par l'autre, sera rarement sérieux si les précautions antiseptiques ont été prises et si le drainage lombaire est bien fait. On doit

(1) NEWMAN, *loco citato*.

cependant avoir dans l'esprit la possibilité de la pyurie se montrant consécutivement à l'intervention, et dans plusieurs observations nous avons trouvé ce phénomène noté d'une manière passagère après une exploration ou une néphrolithotomie.

Quand on s'est borné à ponctionner le rein avec les aiguilles à acupuncture, la formation consécutive d'une fistule lombaire n'est pas à craindre, mais dans le cas où le rein a été incisé, c'est là une éventualité probable.

Cependant, quand le rein est sain et que l'incision a porté sur le parenchyme, toutes les chances sont pour que la fistule ne se produise pas, ou si elle se produit, pour quelle se ferme rapidement. Nous rapportons dans ce travail une observation de May-Bennet, où, après l'incision du rein, la réunion se fait par première intention, et pas une goutte d'urine ne passa jamais par la plaie.

C'est là un fait exceptionnel, mais, nous le répétons, le plus souvent l'urine qui, les premiers jours, s'écoule en abondance par la plaie, cesse très rapidement de suivre cette voie et reprend son cours naturel en peu de temps.

Quand le rein est altéré et le siège d'une suppuration chronique tuberculeuse ou autre, il est naturel qu'une fistule s'établisse. Les fistules produites dans ces cas laissent couler l'urine pendant plus ou moins longtemps, et persistent parfois à l'état de fistules purulentes, mais étant donné l'état de souffrance aiguë où ils se trouvaient avant l'intervention, on voit que tous les malades se sont déclarés satisfaits d'être débarrassés, au prix de cette infirmité, de douleurs qui leur rendaient la vie intolérable.

La hernie de la cicatrice pourrait se produire dans les opérations par les deux voies, la suture musculaire en étages permet de parer à cet accident. Depuis qu'il emploie ce mode de suture, Morris n'a jamais vu aucun accident de ce genre se produire, quelle que fût la longueur de l'incision.

Kœnig n'a pas vu non plus céder les cicatrices de l'énorme plaie faite par son procédé.

Somme toute, nul ne pourra le nier, la gravité d'une incision extra-péritonéale jusqu'au rein, ne sera jamais aussi grande que celle d'une opération intra-abdominale, et les bons résultats constatés jusqu'à ce jour pour les explorations ainsi faites, tiennent à l'habitude spéciale qu'avaient les opérateurs, de la voie qu'ils ont choisie, et tandis qu'un chirurgien, même novice, pourrait sans présomption faire une exploration complète du rein par la voie lombaire, il s'exposerait, croyons-nous, à de terribles mécomptes s'il voulait faire le même examen par une laparotomie exploratrice.

D'ailleurs, admettons un instant que la gravité soit égale de part et d'autre, c'est-à-dire nulle, comme l'affirme Thornton, et examinons la valeur relative des deux procédés au point de vue des renseignements qu'ils fournissent. Il paraît évident, et c'est l'avis de la plupart des des chirurgiens, que le rein est plus facilement sorti lorsqu'on l'a denudé et qu'on le tient, pour ainsi dire, dans la main, que que lorsqu'on ne peut que sentir sa face antérieure à travers le péritoine.

« Entre une opération qui permet de saisir le rein entre un doigt et le pouce, et celle qui ne rend possible que la palpation médiate de sa face antérieure, il n'y a pas à hésiter. » (LE DENTU.)

Godlee exprime la même opinion presque dans les mêmes termes, et ne croit pas admissible que l'on puisse reconnaître par la palpation intra-péritonéale un calcul ou un abcès méconnu par la voie lombaire.

L'expérience de Thornton, qui a senti un calcul par la palpation antérieure, et celle de Marsh, qui est arrivé à palper ainsi un rein qu'il n'avait pu rencontrer par une incision lombaire latérale, ne peuvent suffire pour infirmer les nombreux résultats donnés par l'incision postérieure. Qu'il soit possible de reconnaître des irrégularités sur la surface du rein, à travers le péritoine, cela est indiscutable, encore faut-il que l'on n'ait pas affaire à un sujet trop gras, car Barker a vu alors le rein complètement masqué par la couche graisseuse sous-péritonéale.

May Bennett cite un cas, relaté par Morris, où la palpation intra-péritonéale fit juger parfaitement sain un rein que, à l'autopsie, on trouva complètement dégénéré et envahi par la tuberculose.

Dans nos expériences cadavériques, nous avons rencontré deux fois des reins très diminués de volume, mais cependant encore appréciables: par l'examen intra-péritonéal, dans un de ces cas, le rein était absolument impossible à sentir et à différencier de l'atmosphère celluleuse épaissie qui l'entourait, on aurait affirmé qu'il n'existait pas ; dans l'autre, le rein atrophié et kystique était tellement caché derrière l'angle du côlon ascendant, que sa palpation était très difficile et qu'on n'appréciait que très approximativement ses dimensions et sa consistance. Dans les deux cas, l'incision lombaire nous permit de nous rendre très facilement compte du volume et de la nature de la lésion.

Le reproche principal à faire à l'incision antérieure est celui d'être limitée absolument à la palpation, et de ne pouvoir recourir ni à l'acupuncture ni à l'incision du rein sans grand danger ; et c'est là une infériorité suffisante pour la faire rejeter, croyons-nous, lorsque les signes fonctionnels feront pencher le diagnostic vers l'hypothèse d'un calcul ou d'une suppuration intra-rénale, cas où l'incision exploratrice sera le traitement curatif, du même coup.

On croirait difficilement que des calculs comme celui que Morris a montré à la Société médicale de Londres ou celui dont parle Smith, qui n'ont pu être reconnus alors qu'on tenait le rein entre les doigts, et n'ont été découverts que sur la table d'autopsie, auraient été plus facilement sentis par le palper antérieur.

Dans les cas de Smith, le rein avait gardé sa consistance normale, une palpation exacte n'y fit rien découvrir, et cependant à l'autopsie, on trouve un calcul volumineux remplissant une partie du bassinet, mais entouré de débris phosphatiques qui conservaient au rein sa forme.

OBSERVATION LXXVI.

Difficulté de reconnaître la pierre, non seulement quand le rein est en place, mais même quand on l'a sous les yeux, par THOMAS SMITH, Clin. society, mai 1885. *Brit. Med. journ.*, 1885, p. 895.

Il y a deux mois, il vit une dame qui avait des signes si graves de calcul rénal et un état si dangereux, que l'opération était inévitable.

Le rein retiré, tenu dans la main, semblait absolument sain ; cependant, en le coupant, il trouva une pierre dans le bassinet entourée d'un once et demie de débris phosphatiques, qui avaient permis au rein de garder ses contours normaux.

Nous avons cité aussi plusieurs cas où des calculs impossibles à reconnaître par la palpation la mieux faite, ne furent découverts que par l'acupuncture ou l'incision du rein.

Par contre, lorsqu'une tumeur très volumineuse reclamera un examen direct, l'incision abdominale par la méthode de Langenbuch mettra certainement le chirurgien plus à même que l'incision lombaire d'apprécier les limites et le volume.

Nous avons eu l'occasion, dans nos recherches cadavériques, d'examiner deux tuméfactions volumineuses de la région rénale: dans un cas, un gros rein semé d'abcès de néphrite infectieuse, dans l'autre une pyélonéphrite avec abcès péri-rénal. Par l'incision lombaire il était difficile d'atteindre les limites de la tumeur, et d'apprécier ses rapports, tandis que la palpation intra-abdominale permettait de se rendre compte assez exactement de l'adhérence de la tumeur aux parties voisines et spécialement au foie et au côlon. Mais dans le deuxième cas, après avoir fait par la voie lombaire une incision sur la poche de périnéphrite, nous n'avons eu aucune peine à reconnaître le rein par la palpation, appliqué contre la paroi antérieure de la poche, tandis que par la palpation intra-abdominale cette constation était absolument impossible.

De plus, c'était là évidement un cas où une opération transpéritonéale aurait présenté des difficultés exceptionnelles; on aurait donc toujours été amené à l'incision lombaire au point de vue curatif.

Le seul avantage de l'incision abdominale aurait été de permettre le diagnostic de la présence et de l'état d'intégrité apparente du rein de l'autre côté.

Somme toute, nous ne serions pas éloigné, dans un cas semblable, de penser à une incision latérale, faite en prolongeant dans le flanc l'incision oblique postérieure et donnant ainsi l'avantage de la palpation intra-abdominale, comme dans les procédés de Bruce Clarke et de Kœnig.

Dans sa communication sur l'exploration du rein par la voie abdominale précédant les opérations par la voie lombaire, Thornton donne les conclusions suivantes :

« 1º On est certain par cette voie de ne pas se tromper et de ne pas opérer sur un rein sain, en laissant de côté le rein malade ;

« 2° Si un calcul est engagé dans l'uretère, trop bas pour pouvoir être atteint par l'incision lombaire, il pourra cependant être facilement senti et retiré par la voie abdominale, avec des précautions spéciales pour empêcher l'urine de s'échapper ;

« 3° On peut choisir le point où il faut inciser le rein, soit sa substance, soit son bassinet ;

« 4° On peut fixer le rein avec une main dans l'abdomen, ce qui facilite beaucoup l'extraction d'un calcul par la voie lombaire ;

« 5° On peut éviter avec certitude la blessure des vaisseaux rénaux, de l'uretère, du péritoine ou de l'intestin, tous dangers possibles dans l'incision lombaire, et d'autant plus graves qu'ils peuvent se produire dans ce cas et ne pas être reconnus avant qu'ils ne deviennent apparents par les accidents dont ils sont la cause. »

Nous avons cherché à montrer que la voie lombaire mettait, au point de vue de la palpation, dans de meilleures conditions que la voie abdominale, à part les cas où le volume de la tumeur la rend inaccessible complètement par derrière. A ce point de vue, notre opinion est bien faite, tant par l'étude des faits publiés, que par nos recherches personnelles sur le cadavre et l'examen de l'opinion des chirurgiens les plus autorisés.

Pour ce qui est de la palpation de l'uretère, lorsqu'on soupçonne un calcul d'y demeurer engagé, il est vrai que l'incision abdominale donnerait certainement des résultats ; plusieurs cas ont été présentés à la Société médicale de Londres où en agissant ainsi on aurait sûrement découvert l'obstacle.

Cullingworth (1) a reconnu par cette voie la cause d'une pyonéphrose, il a retiré le calcul, suturé avec soin la paroi de l'uretère et le péritoine qui le recouvrait. Le malade semblait devoir guérir, et le pus s'écoulait facilement dans la vessie par l'uretère ainsi dégagé, lorsque le malade mourut d'urémie. Le rein opposé était complètement désorganisé.

Mais cette palpation de l'uretère peut être faite aussi par l'incision postérieure. Le Dentu déclare l'avoir ainsi palpé jusqu'au

---

(1) CULLINGWORTH cité par MORRIS. *Brit. med. journal,* 14 février 1885, page 3

point où les vaisseaux spermatiques le croisent, sans aucune suite fâcheuse pour le malade. En adoptant la voie postérieure, on pourra aussi s'aider du cathétérisme rétrograde, fait comme nous l'avons indiqué ; et si la sonde est manœuvrée prudemment, si on tend l'uretère en relevant le rein, cette manœuvre semble absolument inoffensive.

Il n'y a donc pas lieu de préférer absolument pour cela l'incision abdominale à l'incision lombaire, jusqu'à ce que la possibilité de l'uretérotomie transpéritonéale soit bien nettement démontrée.

Quant aux accidents dont le chirurgien anglais menace l'intervention par la voie lombaire, les statistiques publiées et les observations que nous avons recueillies montrent péremptoirement que ce sont là des craintes exagérées.

Il est cependant des cas où les signes fonctionnels ne pouvant faire préjuger du côté atteint, l'incision abdominale semble préférable ; Morris croit que c'est alors à ce mode d'exploration qu'il faut s'adresser si les symptômes demandent nettement une intervention.

De même lorsque voulant opérer sur un rein, on aura quelque doute sur le rein opposé, les deux voies pourront être suivies : les uns, comme Marsh, Championnière et Thornton, prenant la voie abdominale pour palper les deux reins par la même incision ; les autres, comme Le Dentu, préférant même dans ce cas l'incision lombaire. Cet auteur écrit que s'il avait des doutes de cette nature, et qu'il eût affaire à un jeune sujet rendant une quantité d'urée presque normale, il n'hésiterait pas à faire une incision lombaire sur le rein supposé sain, le reconnaître, fermer la plaie, puis après quelques jours, faire l'opération projetée, du côté opposé.

Dans ce dernier but, l'incision abdominale nous semblerait sans aucun doute la meilleure si ses résultats étaient plus certains ; mais nous avons vu que le volume, appréciable à peu près de cette manière, n'était pas, tant s'en faut, une garantie de l'intégrité du rein, et que, par conséquent, l'incision abdominale, en faisant courir des risques très sérieux au malade, ne donnait pas au chirurgien des renseignements suffisamment précis. Il faudra donc, dans ces cas difficiles, en étudiant les signes fonctionnels et en appréciant la quantité d'urée émise, au moment des périodes où l'uretère malade est bloqué et où l'urine est claire, chercher à se renseigner sur l'état du rein et peu compter sur l'incision exploratrice pour cela. On pourra utiliser aussi les différents procédés de cathétérisme, ou de compression des uretères, dans ce but, et s'il y a intérêt majeur à être fixé, il vaudra mieux faire, comme le recommande Le Dentu, une incision par la voie lombaire, moins dangereuse et plus sûre dans ses résultats.

A part donc les cas où les signes fonctionnels ne peuvent faire préjuger du côté malade, nous pensons qu'il n'y aura jamais lieu de faire l'incision abdominale pour explorer le rein.

L'incision lombaire oblique doit être la méthode de choix; on la prolongera plus ou moins dans le flanc, suivant le volume de la tumeur; on pourra la compléter par l'ouverture du péritoine et l'exploration intra-abdominale quand cela semblera nécessaire, comme dans les cas de Kœnig.

C'est la seule voie qui permette un examen véritablement direct; nous espérons avoir démontré dans ce travail que c'est aussi de beaucoup le procédé le moins dangereux, et que, dans bien des cas, cette exploration a rendu très grand service.

CONCLUSIONS

Nous terminerons ce travail, par les conclusions suivantes :

L'étude des rapports anatomique s du rein montre l'inutilité de la *percussion* postérieure comme moyen d'exploration de cet organe ;

La *palpation bimanuelle*, comprenant la recherche du ballottement rénal, met le chirurgien à même d'apprécier nettement l'augmentation de volume, la mobilité et la sensibilité du rein ;

Les changements de consistance, la diminution de volume et l'absence ne peuvent être reconnus avec certitude que par une *incision exploratrice*. La *ponction* est rarement utile au point de vue simplement diagnostique ;

L'incision exploratrice par la voie lombaire est une opération de peu de gravité, c'est par elle que l'on obtient les renseignements les plus précis ;

L'incision exploratrice abdominale permet un examen moins direct et moins complet, et ne semble mériter la préférence que lorsqu'il est nécessaire de se renseigner, et que rien n'indique quel est le côté atteint ;

L'incision exploratrice doit être faite aussitôt que possible, quand les signes la justifient, car plus elle sera précoce, plus elle sera utile et moins elle sera dangereuse.

TABLE ANALYTIQUE DES OBSERVATIONS

INDEX BIBLIOGRAPHIQUE

Annandale. — Exploration du rein sans résultat. *Edinburg med. journal*, janvier 1875.

— Incisions exploratrices antiseptiques. *Edinb. med. journal*, juillet 1869.

Anderson. — Incisions exploratrices dans le rein flottant. *Brit. med. journ.*, 1883, V, II, p. 917.

Antona G. (de Naples). Congrès de chirurg. de Rome, 1886. Diagnostic et technique opératoire. *Sem. méd.*, 1886, p. 179.

Bardenhauer. — Incisions exploratrices extra-péritonéales. *Deut. med Woch.*, 31 mars 1887.

Barlow et Godlee. — Observation. Calcul reconnu par ponction à travers les téguments. *Trans. of clinic. Society*, vol. XV, p. 134.

Barwell. — Roy. med. Society, avril 1881. Incision exploratrice. *Brit. med. journ.*, 1881, p. 642.

Beck Marcus. — *Transc. of clinical Soc.*, 1882., p. 103.

Barker. — Exploration sans résultat. *Lancet*, 24 janvier 1885 p. 141.

— Dangers de néphrectomie quand on n'est pas sûr de l'autre rein. Rein unique. *Brit. med. journ.*, 1887, vol. II, p. 1154.

— A mean of diagnosis of renal calculus. *Lancet*, 1880, vol. I, p. 621.

Barker (Arth.). — Some points in connection with operations in the Kidney. *Trans. of the 7th sect. of the intern. med. congr.* 1881.

Barker A. E. — Néphrectomie par incision abdominale. *Brit. med. journ.*, 1880, vol. I, p. 401.

— Intern. med. cong. *Brit. med. journ.*, oct. 1881, p. 550.

Belfield. — Digital exploration of the Kidney with report of three Cases. *New-York med. Record*, 14 mai 1887.

Bennett May. — Néphrectomie pour rein tuberculeux. Mort par anurie. Autre rein très malade. *Brit. med. journ.*, 1883, II, p. 438.

— Traumatisme du rein, rétention d'urine dans le rein. *Brit. med. journ.*, 1883, p. 109.

— *Birmingham med. Rev.*, janv. 1887.

— Stone in the Kidney. *Birmingham med. Rev.*, décembre 1885, p. 241.

— *Brit. med. journ.*, oct. 1885, p. 837.

— Nephrotomy for obstructive suppression of urine. *Brit. med. journ.*, 1884, I, p. 453.

— Néphrolithotomie. Clinic. Society. *Brit. med. journ.*, 1885, p. 315.

— Néphrolithotomie. *Brit. med. journ.*, 1888, I, p. 358.

William K. Bennett. — Supposed nephrotomy for scrofulous disease of the Kidney. *Brit. med. journ.*, 1887, p. 187.

E. Berg. — Zur Technick des Nierenschnitten. *Berliner klin. Wochenschrift,* 19 déc. 1887, p. 706.

Von Bergman. — *Berliner klin. Wochenschrift*, 16 nov. 1886.

Blake (J.). — Abces of the Kidney from obstruction to a ureter. *Boston med. and. surg. journ.*, 9 juin 1887.

J. Bœckel. — Néphrectomie abdominale. *Soc. de méd. Strasbourg*, 1ᵉʳ mars 1886, et *Jour. Soc. Scient.*, 1886, p. 135.

E. Bœckel. Néphrectomie. *Soc. méd. Strasbourg*, fév. 1888. *Bull. méd.*, p. 311.

Bouilly. — Néphrectomie. Abcès périnéphrétique. Guérison en quarante jours. *Congrès français de chir.*, 1886.

Bourchier Nicholson. — *Brit. med. journ.* 1885., V. II, p. 445.

Boyne (R. F.) — A Succesfull Case of nephrectomy. *Weekly med. rev. Chicago.* Juin 1885.

Brenner. — Vertrag zur Casuistik der Nephrectomie. *Wien. med. Woch.* Septembre 1885.

Brodeur. — *De l'intervention chirurgicale dans les maladies du rein.* Thèse Paris. 1886.

Bruce Clarck. — *Diagnosis and treatment of Diseases of the Kidney amenable to surgical interference.* In-8°, 176 p. London, 1886.

— *Soc. med. Lond.* 14 mars 1887.

Bryant. — Cas où il n'existe qu'un rein fonctionnant. — *Clinic. Society.* Mai 1886.

— Valeur de l'incision lombaire. Med. Soc. of London. *Brit. med. J.* 1885, p. 331.

Butlin. — Observation. *Clinic. Society.* 1882, p. 113.

Campana (de Marseille). — Observation 1036, Calculs du rein. Comité méd. des Bouches-du-Rhône. *Marseille méd.* 1886, p. 164.

Lucas Championnière. — Néphrectomie abdominale pour hydronéphrose. Anurie, rein opposé atrophié. *Congr. franç. de Chirg.* 1886.

— Anurie calculeuse. Néphrotomie, guérison. In thèse BRODEUR.

— Pyélonéphrite suppurée. Incision exploratrice abdominale. Néphrectomie. Guérison. In thèse BRODEUR.

— Soc. de Chirurgie. *Sem. méd.* 1885, p. 257.

Chauffard. — *Bulletin Soc. Méd. des Hôpitaux.* 1885, p. 170.

Chaput. — Observation. Thèse RÉCAMIER, p. 95.

Churton, Atkinson. — Observation. *Brit. med. journ.* Oct. 1887, p. 944.

Clado. — Ballottement rénal. *Bull. méd.* 1887.

Clark (H. E.) — Néphrotomie et néphrectomie. — *Glasgow med. journ.* Mai 1887.

Clark (Andrew). — *Cas de rupture du rein traitée par l'incision lombaire avec drainage cinq jours après la blessure, guérison rapide.* Thèse RÉCAMIER.

Cullingworth, — Néphrectomie par incision abdominale. *Brit. med. jour.* 1886, p. 823.

Czerny. — Extirpation du rein. Congrès de Baden-Baden, 1879. *Brit. med. J.* 1880, vol. I, p. 171.

— Ueber Nierenextirpation. *Centralblatt für Chir.* 8 nov. 1879.

— *Transact of the internat. Med. Congress in London,* T. II, p. 243.

Dandois. — Néphrectomie. *Rev. médic de Louvain.* Janv. 1886.

Demelin. — Palpation directe du rein. Observat. de Championnière. *France méd.,* 26 avril 1888.

Dickinson. — *On urinary and renal diseases.* London, 1885.

Dittel. — Blessure du côlon pendant néphrectomie. Soc. imp. roy. med. de Vienne, 1887. *Sem. méd.* 1887, p. 161.

Dunning. — A Case of Nephrorrhaphy wirh remarks. *Journal of the Am. med. ass. Chicago.* 21 fév. 1885.

Duncan. — Pyélonéphrite du rein gauche. — Néphrectomie. — Amélioration. *Edinb. med. and. surg. journ.* 1881, vol. I. In thèse Brodeur.

Durham. — Incision exploratrice sans résultat, pas de soulagement. *British medical journal.* Mai 1872.

Duret. — Du traitement des reins mobiles ou flottants par la néphorrhaphie. *Soc. des Scienc. Médic. de Lille.* 27 juillet 1888.

Eales. — Rupture du rein. *Lancet,* 1886, vol. I, p. 487.

Elder. — Two cases of nephrectomy with remarks. *Lancet,* London, 1er avril 1885.

Fenwick. — Abces of Kidney communicating with bowels. *Lancet,* London, 30 janvier 1886.

Françon. — *Palpation du foie.* Thèse de Lyon, 1888.

Gardner (Will). — Abcès tuberculeux du rein droit. Néphrectomie. *Australian med. journ..* 15 avril 1885. In thèse Brodeur.

— Incisions exploratrices sans résultats. *Austr. med. journ.* 15 avril et 15 novembre 1885. In thèse Brodeur.

Glénard. — Palpation néphroleptique. *Province méd.* 7 mai et 23 avril 1887.

Godlee (J.). — Discussion sur l'exploration quand un calcul oblitère l'uretère. *Royal med. and. surg. Soc.* 22 mars 1887.

Golding Bird. — Signes de calcul, exploration du rein et de la vessie sans résultats. *Brit. med. journ.* 1880, p. 923.

Goodhart (James). — Utilité de l'incision exploratrice. *Trans. of the clinic. Soc.* 1882, vol. XV, p. 129.

Gross S. W. — Indication et contre-indication de la néphrectomie. *American journal of med. scienc.* juillet 1885 et *Philadelphie medic. Times,* 2 mai 1885. Conclusions dans *Gaz. hebd.* 1886, p. 129.

Guillet. — *Des tumeurs malignes du rein.* Thèse Paris 1888.

Guyon. — Leçon clinique, in *Bulletin médical,* mars 1888.

— Reins ballottants quoique adhérents. *Annales des mal. des org. génit. ur.* mai 1888, p. 318.

— Pyélite gauche. Incision exploratrice. Amélioration. Obs. thèse Récamier.

— Hydronéphrose. Néphrotomie. Obs. thèse Récamier.

Hallé. — *Urétérites et pyélites.* Thèse Paris 1887.

Haward. — Clinic soc. *Brit. med. j.* 1885, p. 117.

— Incision exploratrice sur rein suppuré. *Trans. of clinic. Soc.* 1882, p. 117,

Heindenreich. — Des incisions permettant d'aborder le rein. *Sem. méd.*, 9 mars 1887.

Heussner. — Sur un cas d'échinocoques du rein. *Deutsch. medic. Wochen.* 1884, p. 49.

Holl. — Bedentung der Zwölften Rippe bei Nephrectomie. *Archiv. für Klin. Chir.* XXV, p. 224.

Howard Marsh. — Clin. Soc., janv. 1887, *Brit. med. j.* 1887, p. 282, et *Lancet*, 28 janv. 1887.

— Royal Soc. 22 novembre 1887. *Brit. med. jour.*, 1867.

Howse. — Nephrolithotomy. Clin. society. *Brit med. jour.*, 1885, p. 315.

Hulke. — Cité par Morris. *Brit. med. Journal.* 1885, p. 331.

Israël. — Soc. de méd. int. 21 mars 1887. *Sem. médic.* 1887.

— Soc. de méd. int. Berlin 1888, *Sem. méd.* 1888.

— Ueber Palpation gesunder und kranker Nieren. *Berlin. klin. Woch.* 1889, nᵒˢ 7 et 8. (Broca. *Gazette hebdomadaire*, 12 avril 1889.)

Jenkins J. F. — Calculs du rein. *Journal of the Americ. med. assoc.* Chicago, 27 janv. 1885.

Jones. — Néphrolithotomie sur rein dilaté. Mort par anurie. *Brit. med. jour.*, 1884, p. 1069.

Kendal Franks. — Three cases illustrating of renal surgery. *Brit. med. jour.*, mars 1888, p. 685.

Kine. — Echinococcus der Nire. Nephrectomie, Heilung. *S. Petersburg. medic. Woch.*, 10 sept. 1888.

Knowsley Thornton. — *Med. Times and gazette*, juillet 1887.

— Néphrectomie lombaire, mort par anurie. *Lancet*, 1887, I, p. 370.

— Calculi removed by combined abdominal and lumbar incisions. *Med. Times*, juill. 1885, p. 10.

Kœnig. — Incision rétro - intrapéritonéale. *Centralblatt für Chirurg.*, 28 août 1888, cité par Heydenreich, *Sem. méd.*, 9 mars 1887.

Krienlein (R. N.) — Ueber die Extirpation der Krebsniere. *Corresp. Bl. f. Schw. Aertze*, 15 juillet 1885.

Kuester. — *Berliner Klinic Wochen*, 1883. *Revue des Sciences médicales*, XXIV, p. 317.

Lange. — Remarques sur l'anatomie chir. du rein. *Ann. of. surg.*, 1885, vol. II, p. 286.

— Digital exploration of the Kidney. *Ann. of. surg.*, 1885, New-York.

— Double néphrolithotomie. *New-York med. News*, 16 janv. 1886, p. 69. In thèse Brodeur.

— Nephrectomy for calculus. Anuria. Death. *New-York med. record.*, 1880, p. 144.

Lauenstein. — Zur Chirurgie der Niere. *Deut. med. Woch.*, 30 janv. 1887.

— 15ᵉ cong. soc. all. de chirurgie. Berlin, 1856. *Sem. méd.*, 1886, p. 166, in extenso dans *Arch. de Langenbueck*, 1886, t. XXXIV.

Lawson Tait. — Notes on the surgery of the Kidney. *Birmingham med. Rev*, sept. 1885.

Le Dentu. — Technique de la néphrectomie. *Revue de Chirurgie*, 1886.

— Calcul du rein, *Acad. de méd.*, 26 juin 1888.

— *Maladies chirurgicales du rein et des uretères*. Paris, 1889.

Le Fort. — Pyélonéphrite calculeuse du rein droit. Néphrolithotomie, in thèse Brodeur. Paris, 1886, p. 364.

Lloïd. — Practical observations on Kidney stone and Kidney mobility. *Practitionner*, sept. 1887.

Loomis. — Soc. de path. de New-York, Analysé in *Bull. méd.*, 1888, p. 221.,

Lucas Clément. — On surgical diseases of the Kidney. *Brit. med. J.* 29 sept. 1883, vol. II, p. 611.

— Cas de néphrectomie pour rétent. complète d'urine. *Lancet*, 1885, vol. II, nᵒˢ 19 et 21 Anal. in *Gaz. hebd.*, 1886, p. 250.

— Maladies chirurgicales et médecine opératoire du rein. *Brit. med. J.*, 29 sept. 1884.

Lunder. — Rein flottant. *Pester med.-chir. Presse*, 1888, n° 13.

Mac Lane Tiffany. — *Medical news*. 23 mai 1885.

Martin. — *Int. med. congr.* 1881, Berlin.

Marduel. — Étude sur la néphrotomie. *Lyon médical*, 1872.

G. Maunoury. — Note sur les indications opératoires dans la déchirure traumatique sous-cutanée du rein. *Congr. franç. de chirurg.* Paris, 1885, p. 259.

Mayo Robson. Leeds med. soc. *Brit. med. J.*, 1887, p. 944.

— Exploration of Kidney. *Brit. med. J.*, oct. 1888, p. 814.

— Roy. soc., mars 1887. *Sem. méd.*, 1887, p. 132.

Meredith. — Laparotomie. *Royal society*, mars 1887.

Mollière. — Pyélonéphrite calculeuse. Anurie. Néphrotomie. Mort. *Lyon médical*. 15 février 1885.

Monod (Ch.). — Néphrectomie. *Acad. méd.*, 15 juin 1886.

H. Morris. — Néphrite suppurée. Incision exploratrice. In th. Récamier.

— Signes de calcul. Incision exploratrice. In th. Récamier.

— Chirurgie des reins. *Encyclopédie internationale de chirurgie*.

— A succesfull case of lumbar nephrectomy for renal calculus. *Med.-chir. trans.*, LXVIII, p. 68.

— *Surgical diseases of the Kidney*, in-12, Londres, 1886.

— On some points in the surgery of the Kidneys. *Medical Society of London*, 9 février 1885. *Brit. med. jour.*, 14 février 1885, p. 311.

— Observation. Clin. Soc., fév. 1885. *Brit. med. journ.*, 1885, p. 489.

— A case of exploration of the Kidney for suspected Calculus. *Lancet*, 1886, I., p. 12.

— Néphrolithotomie sur rein droit. Anurie. Mort. *Clinical soc. of London*, janv. 1887. *Brit. med. journ.*, 1887, p. 281.

— A case of nephrolithotomy. Clin. soc. Transactions 1881. *Brit. med. journ.*, oct. 1880, p. 709.

— A description of the methods of performing the now recognised operation on the Kidney. *Lancet*, 15 mars 1884, p. 464.

Muralt. — Zur Nierenchirurgie. *Corr. für Schweiz. Aerzt.*, 15 avril 1887.

Murray C.-F.-K. — Long standing renal calculus in both Kidneys. *Lancet,* 3 oct. 1885.

Newmann. — *Lectures to practitionners on the surgical diseases of the Kidney.* Londres, 1888.

Oliver J. — Rein mobile. *Brit. Med. journ.*, 7 mars 1885.

Ollier. — *Cong. de Chir.*, 1886 .

— Pyélonéphrite suppurée du rein gauche, néphrectomie. Guérison. *Assoc. franç. pour l'av. des Sciences,* 1885. Grenoble. Anal. in *Sem. méd.*, 1885, p. 298.

Owen (Edm.). — Néphrolithotomie. *Brit. med. journ.*, oct. 1885, p. 701.

Owen Rees. — Cité par Morris. *Brit. med. journ.*, 1885, p. 331.

Page. — Report of a succesfull case of nephrolithotomy, *Edinb. med. journ.*, mars 1887.

Paulet. — *Dict. Dechambre*, article côtes, 1re série, tome XXI, p. 52.

Pansch. — Ueber die Lage der Nieren mit besonderer Beziehung auf ihre Percussion. *Arch. für Anat. und Phys. du Bois Reymond,* 1876, no 3, p. 327, et *Rev. de Chir.*, 1877, p. 463,

Péan. — Néphrotomie. In thèse Brodeur.

Phillips. — Renal calculus : nephrolithotomy. Recovery. *Brit. med. journ.*, 10 octobre 1885.

Bryant. — *Clin. Soc..* mai 1886.

Pick. — *Clin. Soc.*, mai 1886.

— Case of impaction of stone in one Urether with atrophy of the Kidney on the other side. *Clinic. Society,* 14 mai 1886.

— Nephrolithotomy. *Brit. med. journ.*, nov. 1886.

Pollard Bilton. Calculs nombreux méconnus par ponctions. Patholog. soc. of London, févr. 1885. *Brit. med. journ.*, 1885, p. 435.

Polaillon. — Pyélonéphrite, néphrectomie lombaire. Acad. de médecine. *Sem. Méd.*, 1885, p. 161.

— Rein flottant, néphrectomie abdominale. Acad. de méd., 3 janvier 1886; in extenso dans la *France méd.* 1885, t. II, p. 965.

— Néphrectomie suivie de guérison. *Ann. des mal. des org. génito-urinaires,* 1er mars 1886.

Quénu. — Néphrectomie. Revue critique. *Archiv. génér. de méd.*, déc. 1882.

Rathery. — *Essai sur le diagnostic des tumeurs abdominales chez les enfants,* thèse, Paris, 1870.

Rawdon. Traumatisme du rein droit, hématurie, néphrotomie, cystite. *Brit. med. journ.*, 1883. Vol. I.

Reliquet. — *Prog. méd.*, 12 mars 1887.

— *Progr. méd.*, 1887, no 11 et 12

— Cancer du rein, néphrotomie, amélioration. In thèse Brodeur.

Richard Davy. — *Brit. med. journ.*, 1884, vol. II, p. 757.

Richardson. — A case of nephroraphy for movable Kidney. Complete relief of symptomes. *Boston med. a. surg. journ.* 14 juin 1888.

Rocwell. — Calcul du rein, hydronéphrose, incision exploratrice, passage du calcul par l'urètre. *New-York med. journ.*, 17 novembre 1888, p. 539.

Rouse. — Calcul du rein droit, Néphrolithotomie, guérison. Soc. cliniq. Londres, 25 avril 1885, *Sem. méd.* 1885, p. 163.

Sabatier. — Néphralgie hématurique chez une hystérique. Incision exploratrice. Néphrectomie. Guérison. *Revue de chirurgie,* 10 janvier 1889.

Schefferd. — Exploration of Kidneys. *New-York med. record.,* 12 décembre 1886.

Schütze. — *Die Wanderniere Statisticke Untersuchungen uber deren Ætiologie,* Berlin 1888.

Smith, Thomas. — Clinic. societ., mai 1885. *Brit. med. journ.,* 1885, p. 896.

— *Medic. chir. society of London,* 27 avril 1869.

Sonnenburg. — Néphrectomie, mort par anurie, quoique autre rein semble sain. *Berliner klinische Wochenschrift,* 29 nov. 1884.

Spencer Wells. — Extirpation de deux tumeurs solides circum-rénales. *Brit. med. J.* 19 avril 1884 et *An. malad. gén. urin.* 1884.

Stiller. — Zur Diagnostic der Nierentumoren. *Wiener med. Woch.* 25 août 1888.

Terrier. — Néphrectomie pour rein flottant. Anurie. Mort. In thèse BRODEUR.

Terrillon. — *Acad. méd.* 5 février 1889.

Thiriar. — Néphrectomie. *Revue de chirurgie.* 1888.

Thornton. — Néphrectomie exploratrice, puis néphrectomie dans pyélite calculeuse. *Lancet,* 188s, vol. II ; 1883, vol. I.

Traill. — Néphrectomie, rein caséeux. *Bull. méd. du Nord.* 1886, p. 526.

Trélat. — Calcul du rein, néphrectomie. *Gazette des hôp.* 18 septembre 1886.

Trèves. — Anatomy of the peritoneum in Man. *Brit. med. J.,* mars 1885.

Tillmans. — *Soc. de méd. de Leipsig.* 26 avril 1887.

Tuffier. — *Soc. anat.* 1888, p. 447,

— *Soc. anat.* mai 1888, p. 567.

— *Soc. anat.* juin 1888, p. 640.

— *Soc. anat.* juillet 1888, p 702.

— *Archives générales de médecine,* 1888.

— *Etudes expérimentales sur la chirurgie du rein.* Steinheil, Paris, 1889.

Ullmann. — Rein néphrectomisé. *Wien. med. Presse,* 1887, p. 105, et *Sem. méd.* 1885, p. 25.

Wagner. — Zustand der Nierenchirurgie. *Schmidt's Jahrb.* tome CCXIII.

Vanneufville. — *Du rein mobile,* th. doct. Paris, 1887-1888.

Walter (William). — Case of nephrectomy for cystic tumor of a floating Kidney, *Brit. med. journ.,* 1883, II, 615.

Warnots. — Des moyens de diagnostic d'une affection rénale unilatérale. *Cliniq.* 5 mai 1887.

Wilmott. — A sacculated Nephritic abcess in a patient with only one Kidney. Anuria. Death. *Brit. med. journal.* 1883, vol. II, 1014.

Wiliot. — Nephrorraphie. *Ann. of. Surg.*, III, 1888.

Whipham. — *Trans. of clinic. soc.*, 1882, p. 117.

Warington Howard. — *Schmidt's Jahrb.*, p. 159, 1882.

Wityel Oscar (de Bonn). — *Deutsch. Zeitsch. f. Chir.* 25 août 1886, t. XXV, p. 3.

Wright. — Tuberculose des reins et de la vessie. Néphrotomie. Néphrectomie. Cystotomie. *Brit. med. jour.*, fév. 1885, p. 428, et *Revue des sc. méd.*, 1886, p. 298.

— Calcul du rein, *Manchester med. soc.*, 1886, *Brit. med. jour.*, p. 828.

Züelzer. — Zur Percussion der Nieren. *Berlin. klin. Wochens.*, 23 mai 1887.

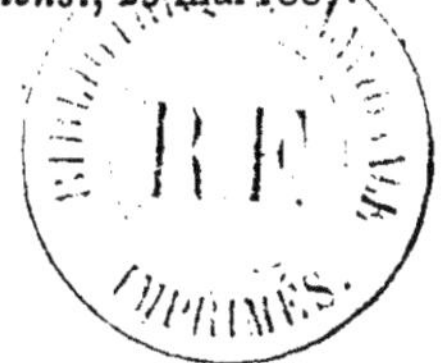

TABLE DES MATIÈRES

Le Mans. — Typ. EDMOND MONNOYER.

Le Mans. — Typ. Ed. Monnoyer